医者が秘密にしておきたい 病気の相場

風邪、インフルエンザから生活習慣病、歯科治療まで

富家 孝
伊藤日出男

青春新書
INTELLIGENCE

医者が秘密にしておきたい**病気の相場**

目次

目　次

目次

編集協力　石原　巧
本文DTP　センターメディア

※本書で紹介する治療費、数値等は一つの「目安」「相場」です。
病状や治療法等で変わってくることがあります。

序章

「相場」を知って、賢い患者になる

◇同じ病気なのに、治療費も治療期間も違ってくる現実!

健康保険証さえあれば、だれでも、どこでも、同じように医療が受けられると思っていないだろうか。確かにこれまでは「国民皆保険制度」のもと、どんな医療施設を受診しても基本的に医療費は同じだった。

医療費が同じなら、設備の整った大病院で診てもらいたいと、症状の重い人から軽い人まで、患者が大病院に集中し、「3時間待ちの3分診療」という言葉も生まれた。それが今は、受診する医療施設の規模や内容によって、支払う金額が違うのである。

そもそも日本の病院は「出来高制」という仕組みの上に成り立っている。患者に提供した治療処置などの医療行為が多いほど、病院の収入が増えるという仕組みだ。

典型的な例でいえば、腕のいい医者が治療して患者が早く退院すると、治療期間が短い分、請求できる医療費は少なくなる。一方、患者の回復が遅くて入院が長引くほど、医療費は多く請求できる。極論すれば、腕の悪い医者にかかったほうが医療費が高くつくのだ。

国はこうした矛盾を改善するため、全国79の大学病院と国立がんセンター中央病院と国立循環器病センターなどを特定機能病院に指定、これまで出来高制だった入院医療費を、セット価格の「包括額」と「出来高」に分けた新しい制度を導入した。

これはあくまで入院医療費に関してだが、病気の診断がついて、治療法や手術の有無などの一覧表を見れば、あらかじめ1日あたりの医療費（包括額）がわかるというシステムだ。これで過剰になりがちな「出来高の医療」を抑制しようというわけである。

設備やスタッフがそろっているからと、何が何でも大学病院という人がいる。大学病院というところは診療機関であるとともに、研究や教育の機関でもある。そこでは患者のためというより、特異な症例やデータを集めるために検査をすることもままある。ある意味では患者は研究材料だから、そのことは頭に入れておいたほうがいいだろう。

◇診療所と病院でも医療費に差が

診療所（クリニックや医院など）と病院でも医療費は異なる。ちなみに診療所は、入院設備を持たないか、または19床以下の入院設備を持つ施設のことをいい、病院は20床以上の入院設備を備えた施設をいう。さらに病院でも、２００床未満と２００床以上の病院では医療費が違ってくる。

初診料で比較すると、２７００円（3割自己負担で８１０円）で同じだが、２００床以上の病院ではここに「保険外併用療養費（自費）」などが加わってくるので、結果的には大病院のほうが高くなる。

これは、診療所と病院の機能分担を進めるという目的がある。つまり、初期の診察や比較的軽症の患者は診療所で治療し、入院や専門的な治療が必要になれば病院が担当するという、患者の大病院志向に歯止めをかけたいとする国の意向に沿ったもの。

そのために、２００床以上の病院を受診するときには「専門的な治療が必要である」という趣旨の紹介状を持っていることが条件になっている。診療所から病院宛てに書いてもらうその紹介状は1回につき２５００円（3割自己負担で７５０円）かかる。

むろん、患者は「かかりたい医療施設に自由に受診できる」という権利がある。そこで紹介状を持たない患者は「患者の自主選択」という解釈で、初診料に自己負担金を上乗せすれば受診できるようにした。それが「保険外併用療養費」で、金額はそれぞれの病院が自由に設定できる。

国公立の大学病院や公的病院では１５００円前後、私立の大学病院や有名な民間病院では3000円から5000円前後が相場である。

再診料も違う。診療所の再診料は710円、病院は600円。また、糖尿病や高血圧などの特定疾患療養管理料でも診療所2250円、100床未満の病院1470円、100床以上200床未満の病院870円と、病院のほうが安い。

しかし、病院によって入院費や差額ベッド代など加算される金額も違うし、一概に比較はできない。どちらを選択するかは、患者自身の判断である。

いずれにせよ、同じ病気で、同じ保険治療を受けるとしても、選ぶ病院などによって医療費が違ってくるということだ。

◇お金持ちほどいい治療が受けられる？

「すべての国民に等しく」というのが医療保険制度の大原則だから、その診療基準はどんな医者でもできる治療法、いわゆる「標準的治療」でなくてはならない。

たとえば、ある病気の手術にA、B、Cと3つの治療法があったとしても、保険診療で認められているのがCだけなら、患者はCの手術しか選択できない。たとえ、AやBという治癒率の高い治療法があっても、それが高度な技術を必要としたり、また、全国どこの医者にでもできる手術でないとしたら、保険診療の対象にはならないのだ。それでもあえてその治療を希望すれば、全額自費の「自由診療」ということになる。

治癒率が高いと聞けば、大金持ちは迷わず、その保険適用外の治療を選択するだろう。それほどのお金持ちではなくても、こと「命に関わる」となれば、より治る可能性の高い自由診療を希望するのが人情というものだろう。国がいうところの「全国どこでも同じ医療が受けられる」というのは「建前」で、実際には、高度で専門的な治療が、どこの病院でも同じようにできるわけではない。

現在の医療保険制度では、まだ保険適用が認められていない新しい治療を受けた場合、その治療にかかったすべての医療費が自己負担になる。つまり、保険診療の中で、ある治療だけ自由診療を選ぶという、いわゆる「混合診療」は認めていない。

もっとも、そうした新しい治療法も、症例を重ね、ある程度の治療実績を積んで「高度先進医療」の承認が得られると、公的医療保険の適用となる。

この場合、治療にかかる技術料は自己負担しなければならないが、それ以外の医療費（診察、検査、投薬、入院費など）は保険診療が可能になり、患者は3割負担するだけでいい。

患者が希望し、医者がその必要性と合理性を認めるなどの一定の条件を満たせば、それほど高額な医療費を払わなくても最先端の医療を受けられるようになったわけだ。

◇検査数値の基準値しだいで、病気の相場も変わる

治療法から薬品に至るまで国の細かな基準があるが、病気の診断においても国の定めた基準がある。新しく始まった「特定健診・保健指導」（通称、メタボ検診）は、増え続ける医療費を削減するために「メタボリック・シンドローム」（内臓脂肪症候群）を防ぐことが目的だという。しかし、私はこの「メタボ健診」の診断基準（実施基準）には大いに疑問がある。

まず腹囲測定だが、男性85㎝以上、女性90㎝以上だとメタボリック・シンドロームの疑いがあるというのだが、そのデータや根拠が実に曖昧なのだ。国もこの基準は見直すようだが、各大学、医療機関でも基準にしている平均腹囲はまちまち。ちなみに、多くの国がデータにする「国際糖尿病連合」は腹回りが92㎝を超えると、いろいろな病気にかかりやすいとしている。

医療におけるこうした数値は、病気の重要な診断基準になるが、メタボ健診で基準とする腹回りだと、基準値以下の痩せている人が該当者から外れ、肝心の病気を見逃してしまう危険性がある。腹回り85㎝は日本人男性のほぼ平均値だし、科学的根拠でいうならＢＭＩ（ボディ・マス・インデックス／肥満度指数）という国際的に使われている指数のほうが信頼できるとする医者は少なくない。

自分の体重（単位：kg）を身長（m）で2回割るだけでいい。この計算で出た数値が［22］を理想の体重とし、［25］以上の人が肥満と判断される。

そして、日本肥満学会が生命保険に加入している約３００万人を対象に体格と死亡率を調査したところ、40代以上で最も死亡率が低かったのは、男性でＢＭＩ指数が24・45、女性では22・80だった。少し太りぎみの人のほうが長生きするということだ。

血糖値でも厚生労働省の実施基準では、空腹時血糖が1dℓ《デシリットル》あたり１００㎎以上だと「保健指導」の対象者としている。

一方で、各医学会が全国共通のガイドラインとしている「臨床判断決定値」では、空腹時血糖の正常値は1dℓあたり70から１１０㎎である。１１０㎎以上１２０㎎は胃切除後や食事摂取後の可能性もあるが、いわゆる境界型である。糖尿病学会の基準では１２６㎎以上が糖尿病とされている。

私が問題としているのは、学会等で110㎎までは正常値としている基準値が100㎎と低く設定されていることだ。基準値を低く設定すると正常値の範囲が狭まって、健康な人も病人と見なされて治療の対象にされてしまう危険性がある。検査の基準値しだいで病気の相場も変わってしまうのだ。

◇医薬品の売れ行きを大きく左右するもの

医者が患者を診るときに重要な診療指針となる基準値。その診療指針の策定に携わった医学部教授たちが、治療薬メーカーや医療機器業者から多額の寄付金を受け取っていたことが、2008年にも社会問題になった。

医学の発展には国からの研究費に加えて、民間からの資金援助があるのは何も今に始まったことではない。当然、寄付金を受け取る際、たとえば、その製薬会社の薬を優先的に医局内で使うことは、お互いに了解ずみである。だが、メタボリック・シンドロームや高血圧などの診療指針の策定に携わる医者たちが、その治療薬メーカーから寄付金を受けていたのでは、医療不信はまぬかれない。

もし診断基準の数値が意図的に変更されたら、これまでの正常は異常（病気）になってしまう。つまり、正常値の幅が狭くなれば、逆に異常とされる数値の幅は広がる。これは患者の数が増えることを意味するわけで、その疾病《しっぺい》に関係する医薬品の売れ行きを左右することになるのだ。

脳梗塞や心筋梗塞など、いわゆる生活習慣病の多くはコレステロール値が高いと起こるといわれる。脂質学会では総コレステロール値の正常値の上限を２４０㎎（１dℓあたり）とし、２２０から２５０の間はとりあえず薬は不要で、運動と食事療法を心がけるようにとしている。

一方、日本動脈硬化学会の高コレステロールの診断基準は、総コレステロール値２２０以上と、２４０以上より低く設定されている。

この数値に対し、富山大学医学部の浜崎智仁教授は２４０以上から２２０以上へと基準値を下げると患者の数は2倍になり、中高年女性の半数が該当するというのだ。これでは医療費の削減どころか、病気ではなかった人も患者にされて、投薬など治療の対象になってしまう。

ついでにいえば、コレステロールは体にとって必要不可欠な物質なのである。これがなければ私たちは健康な肉体を維持できない。脂質の一種であるコレステロールは細胞を作るときに必要な材料の一つで、すべての細胞は細胞膜に包まれている。その細胞膜を作る成分として、コレステロールはきわめて重要な存在なのだ。

この材料が不足すると、体は正常な細胞を新しく作ることができなくなる。コレステロールの少ない細胞膜は弱く、傷ついた細胞はがん化しやすい。コレステロール不足が、がんを招きやすいといわれるのはそのためで、むやみに基準値を下げることのほうが危険だとする医者も少なくないのだ。

◇適切な医療を受けるためには

これまで見てきたように、現在の日本の医療界にあっては、同じ病気の治療であっても、病院によって、その相場に違いがある。前項で述べた病気の基準があやふやなこともその一つ。何をもって病気とするかの基準が違えば、その対処法が違ってくるのはいうまでもない。

また、診療所か大病院かによって医療費が変わってくることは医療行政上の問題としても、そこに勤務する医者の腕しだいで、同じ病気でも、短期間ですんなり治ったり、必要以上に時間がかかったりする。治療期間が変われば、たとえ同じ保険治療だったとしても、治療費が大きく変わってくることになる。

そのほかにも、最新の治療技術を取り入れることで、短期間の治療で、体の負担も少なくてすむ場合もある一方で、旧態依然の治療法を行っているがために、必要以上に治療費も治療期間もかかってしまうことが現実にある。

患者としては、適切な医療を、適切な費用で、適切な時間の中で施してもらいたいものである。そのためには、患者としても、自分や自分の家族がかかっている、あるいは、将来的にかかるかもしれない病気の正しい相場を知っておくことが何より重要になってくる（裏を返せば、それは、多くの医者にとって、患者に秘密にしておきたいことでもある）。

では、主要な病気における、お金、時間、治療法……などの平均的な相場を紹介していくことにしよう。

1章

「がん」の検診と治療の相場

◇がんは「不治の病」ではなくなった?

毎年どのくらいの人がどのようながんにかかり(罹患者数《りかんじゃすう》)、その生存率はどのくらいなのか。患者やその家族はもちろんのこと、多くの人が知りたいこの「罹患率」と「生存率」の統計は、国のがん対策にとっても不可欠なものだが、日本の調査体制はまだ十分に整備されてはいない。

がん患者の病院ごとの登録、各病院のデータを集計した地域別の登録、さらに学会などが集計したがんの臓器別登録が統一されていないため、がんの患者が重複している部分もある。

推定ではあるが、現在、わが国の「がん罹患者数」は約220万人。うち約100万人が治療後5年以上を経過した、いわゆる治癒(5年生存率をクリア)した患者で、残りの120万人が、今現在、がんで入院もしくは通院中の患者だという。

がんの種類にもよるが、国立がんセンターの統計によると、早期がんでは完全に治ってしまうものもあり、平均すると、がんの5年生存率は男性で55%、女性では65%と、がん患者の半数以上が治る時代になったとしている。

一方、日本人に多い胃がんでは、こんなデータもある。早期発見で手術ができた胃がんの患者のうち、約半数は治癒するという。ということは早期発見で手術しても残りの50%は治癒しないということになる。

しかも、その50%のどちら側に入るかは、手術してみないとわからないから、手術後は、念のためにとみな一様に抗がん剤や放射線の治療を受けてもらうのだそうだ。

では、手術ができなかった胃がんの患者はその後どうなったかといえば、その肝心なところの追跡調査が十分ではない。何とも心もとない話だが、これが今のがん治療の現状でもあるのだ。

それでも、がん細胞が粘膜下層にとどまっている早期の胃がん、大腸がん、乳がんなどでは5年生存率が90%を超える。しかし、がんが始末に悪いのは、その多くが転移することである。転移した「進行がん」では当然、治療成績は悪くなり、なかには5年生存率が数%と1桁台に低下しているものもある。

がんがいまだ多くの人に「不治の病」というイメージを抱かせるのは、そうした理由からだろう。

◇がん検診＆治療が新たながんを誘発する？

依然として、日本人の死因の第1位はがん（悪性新生物）で、年間約60万人ががんにかかり、約32万6０００人が死亡している。これは、年間の全死亡者数（約１０８万人）の30％を占め、国民のほぼ３人に１人が、がんで死亡していることになる。

ちなみに、死因の２位は心疾患約17万人（全死亡者数の16％）、３位は脳血管疾患の約13万３０００人（同12・３％）、４位は肺炎の10万７０００人（同９・９％）だった。また、死因となったがんの部位別では、１位は肺がんの６万２０５８人で、以下、２位は胃がん（５万３０６人）、３位は大腸がん（４万８２７人）、４位は肝臓がん（３万４２６０人）の順となっている（平成17年　人口動態調査）。

「手術は成功です。がんはきれいに取りました」という医者の説明に、患者や家族の顔に安堵《あんど》の色が浮かぶ。

しかし、これは「目に見える範囲のがんは取りました」といった意味でしかない。最新の医療技術をもってしても捕捉できない微小がんが、周囲の組織やリンパ節などに転移している可能性は十分にあるのだ。

また、手術によって、がん細胞がよそへ飛んだり、抗がん剤や放射線治療で刺激され、それまでおとなしくしていたがん細胞が活発に増殖を始めることだってある。その可能性を否定できないのが、最近の肺がんの増加である。肺は全身のすべての血流が通過するため、あらゆる部位のがんが転移する可能性があるのだ。なかでも大腸がん、乳がん、腎臓がん、膵臓《すいぞう》がん、肝臓がんからの転移が多い。

肺がんによる死亡者数は１９９８年に胃がんを抜いてトップに立って以来、増加の一途をたどっているのだ。

国のがん対策の基本は早期発見、早期治療で、定期的に「がん検診」を受けることが、がんの死亡率を下げる最善の方法だとして、職場検診や自治体検診など、いろいろな形での検診を推奨してきた。

わが国で最も受診者の多いのは肺がん検診で、年間６００万人以上が胸部レントゲン撮影や喀痰《かくたん》検査を受けているという。

しかし、欧米ではこの日本と同じような肺がん検診は行われていない。というのも、数々の医学的調査の結果、その有効性が否定されたからだ。つまり、定期的なレントゲン撮影や喀痰検査によってがんを早期発見しても、定期検診をまったくしなくても、肺がんで死亡する確率は変わらないという結論が出たのである。

そればかりか、毎年定期的に肺がんの検診を受けたグループと、もう一方は、肺がんの検診を一切受けないグループの追跡調査をしたところ、肺がん検診を受けたグループのほうの死亡率が高かったという調査結果が出た。

これは、米国とフランスの研究者たちがそれぞれ調査したもので、欧米ではこの結果を受けて、レントゲンやCTによるがん検診が新たながんの誘因となったことは否定できないとしているのだ。

さらに2004年1月、英国の有名な医学雑誌『The Lancet』には日本にとって衝撃的な記事が掲載された。それは日本人のがんの3・2%は、放射線診断が原因であるというものだった。

放射線の被曝《ひばく》で遺伝子が傷つくことで、一部の細胞ががん化するとされているが、この論文では、日本の診断X線の検査件数が欧米諸国のそれと比較して、ずば抜けて多いことを指摘しているのである。

◇世界一のCT大国・日本のおそまつな現状

がん検診の有効性を大々的に喧伝《けんでん》してきた国は、欧米のこうした調査や論文の解析方法に真っ向から反論する。レントゲン検診（診断X線検査）の放射線量は人体に影響のないごくわずかな量で、自然界から1年間に受ける放射線量の10分の1以下程度と説明しているのだ。

しかし専門家は、自然界において徐々に浴びる放射線量と、瞬間的に被曝するレントゲンでは人体への悪影響は比較にならないと指摘する。

そのうえ毎年、定期的に胃のレントゲン検査や胸部のX線検査を受けている。それでも納得がいかないと通常のレントゲン撮影の400枚分に相当するCT（コンピュータ断層撮影法）検査を受けるのである。途中で病院を替えたりすると、そのたびに検査をやり直し、半年で3、4回もレントゲンやCTを撮られたというケースもあった。なぜそこまでやる必要があるのか。それは、日本が世界に冠たる「CT大国」だということと深く関係している。

CTは、さまざまな角度からX線を照射《しょうしゃ》して人体の断面画像を撮影できる装置で、腫瘍《しゅよう》の位置だけでなく形や大きさまでわかる。世界のCTの約半分は日本にあるといわれるほどで、1台数千万円のCT装置が現在1万1000台と、その設置数はもちろん世界一である。

年間のCT検査数は約3655万件というから、全国で一日に10万件以上稼働している計算だ。高価なCT装置を購入すれば、病院としては何とか稼働率を高めたいと考えるのは当然である。

しかし、どんな高価なCT装置を購入しても、検査したその画像から正確な診断を出す能力がなければ意味がない。CTやMRIなどの画像から病変の有無を判断する専門医が画像診断医だ。

日本放射線科専門医会に所属する画像診断医は約3000人、人口あたりで換算すると米国の3分の1といわれる。なかでもCT検査で画像診断医が診断にあたる医療機関は2割程度というのだ。

せっかく高価な医療機器があるのだからと、やたら検査をした結果、がんや放射線障害を新たに引き起こす。脳外科医たちは、悪性腫瘍の放射線治療後に新たな腫瘍が発生する可能性があることを一般常識として知っている。
診断や治療で放射線を使うときは、その危険性を上回る利益が患者側にある場合のみ、慎重に使用すべきであると私は思う。

◇「1ミリ未満の微小がんも発見できる」PET検診の落とし穴

がん検診の問題点は、レントゲンやCTによる診療被曝だけではなかった。どんな微小がんでも発見率が高いとして、全国約100カ所の医療機関に導入されている画像診断装置PET（Positron Emission Tomography 陽電子放射断層撮影装置）。このPETによるがん検診で、ほとんどのがんを見落としていたことがわかったのだ。

これは、国立がんセンターの内部調査（06年）で明らかになったもので、同センターが04年2月から1年間に実施したがん検診で、約3000人が超音波、CT、内視鏡、PET、血液などの検査を受けたところ、150人にがんが見つかった。ところが、その150人のうち、PETで「がん判定」をされたのは23人（15％）しかいなかった。残りの127人のがんは超音波やCT、内視鏡などで発見されたもので、PETでは検出できなかったという。

がんの種類別では、大腸がんが見つかった32人のうちPETでもがんと判定されたのは4人、肺がんは28人中6人、胃がんの22人のうちPETで発見できたのはわずか1人だけだった。

PETは、放射性物質とブドウ糖を含んだ「FDG」と呼ばれる薬剤を静脈注射し、これが発する放射線を特殊なカメラで映像化する診断法だ。がんは糖を取り込む性質があるため、このFDGを多く取り込んだ細胞組織を鮮明に映し出す。つまり、そこががん細胞のある場所というわけである。

もちろん放射線被曝はある。しかし「全身のがんを一度に検出できるうえに、1ミリ未満の微小がんも発見できる」というPET神話が生まれる。

こうして急速に広まったPETだが、本来はがんの治療効果をチェックしたり、がんの再発や転移を調べるための診断装置で、健康保険も適用されていた。欧米では、早期がん検出へのPETの有効性が明確でないとして、がん検診には使われていない。

PETをがん検診に使っているのは日本、韓国、台湾ぐらいのもの。なかには、PET検診と温泉旅行や台湾旅行をセットにしたツアー企画まで売り出されている。当然、がん検診には健康保険は適用されないため、PET検診だけで10~20万円程度の費用がかかる。それでもまだ日本でPET人気が高いのは「微小がんが見つかる」という謳《うた》い文句が効いているからだろう。

1ミリ未満のがんが見つかるかどうかは別にして、PET検診で有効もしくは有効性が期待できるのは、悪性リンパ腫、頭頸部がん、乳がん、膵臓がん、卵巣がん、子宮体がんなど。

一方、肺がん、食道がん、胃がん、肝臓がん、腎臓がん、膀胱《ぼうこう》がん、前立腺がん、子宮頸がんなどではPET検診の有効性は低いとされている。さらに、PET検診で早期がんの発見率が上がったとしても、そのことが死亡率の減少につながったというデータはまだない。

肺がん──日本人の死亡者数1位のがん

長生きすればするほど、がんになる確率は高くなる。一方では、若年層のがんも増えている。特に増加しているのが肺がんで、死亡者数がトップのがんである。わが国では、がんの死亡率を下げるには定期検診による早期発見が最も効果的としているが、欧米では日本と同じような肺がん検診は行っていない。それればかりか、欧米の研究者たちは、その検診のあり方に大きな疑問を抱いているのだ。

全米トップクラスの医療スタッフと技術を擁する『メイヨー・クリニック』の医療研究チームは、07年にこんな調査結果を米国医師会の雑誌に発表した。

肺がんの早期発見が可能だとするCTによる定期診断には、肺がんによる死亡率を低下させる効果はなく、不必要で有害な医療行為にもなりかねないというのだ。

研究チームは「CT診断で肺がんを早期発見することはできるが、治療しないと急速に悪化するがんは見逃している可能性がある」としている（07年3月8日／読売新聞）。

肺がんは、比較的早期に発見しても、実際に胸を開けてみると肺の胸腔《きょうこう》（空間）全体にがんが散らばっていることが多く、必ずしもよい治療成績を得られるとは限らない。

それでも治癒が期待される治療法といえば手術で、最近では、手術可能な早期の肺がんの5年生存率は60％と向上している。転移がないⅠ期から、転移があっても肺の入り口付近のリンパ節（Ⅱ期～ⅢＡ期）であれば肺の部分切除を行う。

リンパ節転移が広範囲のⅢＢ期から、脳や肝臓など他の臓器へ転移したⅣ期の肺がんは手術ができず、抗がん剤や放射線で、がんの広がりや進行を抑える治療になる。

肺がんは、その治療の難しさに加えて、手術適応とされた患者の半数が再発するなど治療成績は十分とはいえない。そこで「手術後は念のために抗がん剤を」ということになるのだが、術後の抗がん剤治療が有効だという科学的根拠はない。

それればかりか、肺がん薬のイレッサでは重い肺炎（間質性肺炎《かんしつせいはいえん》）の副作用が出て、10カ月間に246人もの死亡者を出してしまった。イレッサは、肺がんの細胞の増殖を止める薬として注目された。事実、服用した患者の中には、腫瘍が縮小した症例もあり、承認取り消しには至っていないが、その有効性を否定する研究結果も報告されている。

結局、治癒が期待できるのは外科手術ということになるが、従来の肺がん手術は背中から脇の下へ大きく切開していた。それが最近では、胸を20センチほど開く手術が主流となっている。いずれのケースでも、肋骨《ろっこつ》を1、2本切断しなくてはならなかった。

これに対し、胸に小さな穴を数カ所開け、そこから小型カメラと手術器具を挿入してモニターに映し出した映像を見ながら、がんを切除する「胸腔鏡下《きょうくうきょうか》手術」も行われるようになった。従来の手術に比べて体への負担が軽く、治療後の回復も早い。

また、レーザー光線による治療で完治する肺がんもある。治療は早期の肺がんに限られるが、がんの病巣に集まりやすい特殊な薬剤をあらかじめ投与しておき、レーザー光線を照射するとがん細胞が徐々に死滅し、正常な肺に回復するという。

レーザー治療は短時間で、胸を切り開く手術より痛みは少ないし、保険が適用されるため治療費も安くてすむ。

年間の手術件数が多い病院ほど治療成績がいいとする研究もあるが、実は手術を受けたことで体の抵抗力が奪われ、がんの進行、再発を早めてしまった可能性も否定できない。治癒の難しい肺がん治療においては、医者選びが患者の生死を左右する。

▼肺がんの相場→最近では、手術可能な早期の肺がんの5年生存率は60％と向上。

大腸がん――増加の一途をたどっているがん

大腸がんは増加の一途をたどっており、ここ数年のうちに現在トップの肺がんを抜くと予測されている。

現在、年間に約９万人が大腸ガンを発病しているが、比較的進行が遅いために早期に発見すれば、ほぼ９割の患者が助かる。治療後５年間、がんの再発がなければ治癒と見なされる「５年生存率」でも、ステージⅠの早期がんで90％、ステージⅡからⅢの進行がんでも70％の人が治癒している。

しかし、大腸がんの初期は自覚症状がほとんどなく、発見が遅れることが少なくない。そのため女性ではがん死亡原因の第１位（結腸＋直腸）という深刻な状況になっている。

大腸がんの主な症状は、出血と便通異常である。

出血は血便、下血、粘液質な便などで現れ、便通異常は便秘と下痢を繰り返したり、あるいは便が細くなったりする。初期段階での出血は、肉眼で見極めるのは難しいので「便《べん》潜血検査《せんけつ》」でチェックする必要がある。

この検査結果が陽性の場合は、躊躇《ちゅうちょ》せずに精密検査を受けることだ。

その精密検査に用いられるのが大腸内視鏡検査で、自覚症状のない初期の大腸がんが確実に検出できる。しかも、大腸内の病変を検査するのと同時に、もしポリープがあれば、それを切除できるという利点もある。

この大腸内視鏡検査を3年に1回くらいのペースで受ければ、確実に初期のがんとして発見できるという。

ところがここで気をつけたいのは、大腸内視鏡検査で保険が適用される場合と適用されない場合があるということだ。

すでにみなさんも知ってのとおり、普通の検診では公的保険は適用されない。一般的な人間ドックだと、基本費用が4万円から5万円で、内視鏡検査が2万5000円、合計7万円前後といったところ。

これが病気としての検査であれば保険扱い（3割自己負担）で、大腸の奥の上行結腸《じょうこうけっちょう》まで内視鏡を挿入する検査で、費用は1万円前後。そして、検査の際にポリープの切除まで行うと2万円前後になる。

つまり、体に異常がなくて検査を受ければ検診扱いとなり、自覚症状を訴えれば保険が適用されるということだ。

では、自費で大腸の内視鏡検査を受けていて、検査の最中に疑わしい病変が見つかり、組織検査やポリープの切除を行った場合はどうなるのか。

その場合、内視鏡検査の費用は自費扱いだが、後日受けた組織検査や大腸ポリープの切除費用には保険が適用される。

つまり、あなたが内視鏡検査を受けたいと思ったとき、人間ドックで検診を受けるよりも、病気として検査を受けるほうが得策だということである。

▼大腸がんの相場→大腸がんを発見できる内視鏡検査は約2万5000円。

直腸がん──欧米型の高脂肪、低繊維食が大きな要因?

大腸がんは、結腸がん(上行結腸、横行《おうこう》結腸、下行《かこう》結腸、S状結腸)と直腸がん(上部直腸、下部直腸)の総称である。結腸がんの患者が6割強、直腸がんが4割弱といった割合で、欧米型の高脂肪、低繊維食が一因と考えられる。

胃や大腸など臓器がんの治療では、まず手術が優先される。その意味でいえば大腸がんは、たちの悪いがんではない。手術には、内視鏡切除(内視鏡による手術)と腹腔鏡切除(腹腔鏡による手術)、それと従来の外科的切除の3つがある。

内視鏡切除は、肛門から内視鏡を挿入し病変を切除する。早期がんの治療に使い、処置に要する時間は30分程度で負担も極めて少ない。

腹腔鏡切除は、腹部にポート(小さな穴)を4~5カ所開けて、内視鏡や手術器具などを挿入し、映し出されたモニター映像を見ながらがんを切除する。開腹手術に比べて大きな切開をしない分、患者の身体的負担は軽いものの、遠隔操作による手術のため、高度の技術と熟練が必要とされる。

外科的切除は、がんの部位を直接見ながら手術できるために「根治《こんち》」が期待できると、この開腹手術を選択する医者は多い。

生体にメスを入れる以上、簡単な手術などないが、なかでも肛門に近い直腸周辺は、ほかの結腸部分とは異なり、排泄《はいせつ》（排尿や排便）機能や性機能に関わる神経が複雑に近接しているため、より高い技術が求められる。

最近では、がんが肛門から4〜5センチ離れていると肛門機能が残せるようになり、これによって、直腸がんの手術の70〜80％は人工肛門をつけなくてすむようになった。

直腸がんの手術で、自律神経温存手術や人工肛門回避手術を含めた費用は約63万円。これに材料費や麻酔代を含めると、手術にかかる費用は約68万円。入院45日間で、この間の指導料、投薬料、処置料、検査料、画像診断料、入院・加算料など、医療費の総額は142万円。3割自己負担の42万6000円で、高額療養費制度（129ページ）に申請すれば、負担限度額（8万5000円程度）ですむ。

ほとんどの患者が完治するといわれる大腸がんだが、それでも2〜3割の人は、発見が遅れて肝臓や肺などに転移したり、再発したりして手術ができない「進行性大腸がん」である。

そのとき選択されるのが複数の抗がん剤による治療だ。この複数の抗がん剤に新薬「アバスチン」を加える治療法で奏効率（がんの直径が3割以上縮小する患者の割合）は40～50％で、アバスチンを加えると平均的生存日数が20～21カ月延びたという。

1カ月の薬剤費だけで約60万円と高額だが、保険が認められており、また、高額療養費制度が適応されるので、年収にもよるが自己負担は月8万円ほどである。

▼直腸がんの相場↓直腸がんの手術の70～80％は人工肛門をつけなくてすむようになった。

胃がん――スキルス性でなければ、手術で治せる典型的ながん

胃がんは「手術で治せる」典型的ながんである。がんの病期はⅠA、ⅠB、Ⅱ、ⅢA、ⅢB、Ⅳの6期に分類されるが、胃がんの5年生存率は、ⅠA期93%、ⅠB期91%、Ⅱ期82%、ⅢA期71%、ⅢB期47%、Ⅳ期30%で（国立がんセンター中央病院の成績）、かつてすべてのがんの中で半数以上を占めていた胃がんの死亡者は、今では20%を切った。

がんの早期発見に効力のあった間接X線検査だが、早期胃がんの半数が見逃されているとの報告もあり、今では、内視鏡による精密検査は欠かせない。内視鏡検査と同時に胃の病変部の組織を採取し、病理検査を行って胃がんの診断を確定する。

このほか、注腸X線造影法やCT検査、腹腔鏡《ふくこうきょう》検査などで「がん転移」の有無を調べ、腫瘍マーカー検査では手術後の経過観察を行う。

胃がんの治療では、かなりの進行がんでも「胃全摘」などの拡大手術が行われている。早期の胃がんでは内視鏡的粘膜切除術が第一選択の治療法で、ITナイフ（高周波メス）

の普及によって直径10センチ大のがんの一括切除も可能になり、さらに、ITナイフで切除した症例ではがんの再発が起こりにくいという。

また、腹腔鏡手術はプロ野球・ソフトバンクの王貞治監督の手術でも注目された。それと、開腹手術が確実で有効な治療法であるとしているのは、大腸がんのケースとまったく同じである。

社団法人全日本病院協会などのデータによると、胃がんの平均入院日数は約28・5日で、入院治療費の合計は約121万円としている（104ページ参照）。

切除できない胃がんの治療では、個々の患者にマッチするいくつかの抗がん剤を組み合わせた化学療法が功を奏している。また、胃の全摘手術後の補助療法としても抗がん剤治療が行われる。いくつかの抗がん剤を組み合わせた点滴剤が1本約2万5000円、これを3週間投与して総額52万5000円、3割自己負担で15万7500円。もちろん、高額療養費制度に申請できる。

胃潰瘍の原因となっているピロリ菌（ヘリコバクター・ピロリ菌）は、最近、胃がんとの関連も注目されている。その検査法は、呼気《こき》で調べる方法が普及しているが、内視鏡で採取した胃の粘膜組織を試薬で調べる方法がより正確である。

除菌治療は、胃酸の分泌を抑える薬と、2種類の抗菌薬の計3剤を1日2回、7日間服用する方法で、除菌費用（3割自己負担）は2000円程度。ただし、ピロリ菌の検査と除菌は、胃潰瘍および十二指腸潰瘍が見つかった患者に限って保険が適用される。

胃がん予防のための除菌には（国の先進医療に認められた治療の一部に保険が利くところもあるが）、基本的に保険は適用されない。このため、患者が負担する実費は内視鏡の検査代を含めて2万〜2万5000円になる。

▼胃がんの相場↓平均入院数は28・5日、入院治療費の合計は約121万円。

肝臓がん――他臓器からのがんが転移しやすい

肝臓には胃や腸などからの血液が流れ込む門脈（静脈）があるため、他臓器からのがんが転移しやすいという大きな特徴がある。

また、肝臓に発生する肝細胞がんは、肝炎ウイルスの感染が原因で慢性肝炎（肝硬変）を経て発病する。この肝炎ウイルスの感染では、インターフェロンによる治療が進み、C型肝炎は慢性肝炎の段階で体内の肝炎ウイルスを60％近い確率で排除できるようになった。B型肝炎はワクチンが開発されるなど、現時点で肝細胞がんは「予防できるがん」になった。

肝臓がんの診断は血液検査と画像診断を組み合わせて行う。肝細胞がんに特定した生検《せいけん》を腫瘍生検と呼ぶが、画像診断などの進歩により、負担の重い肝生検をしないで診断するケースが増えている。

肝臓がんの治療には、いくつかの方法がある。肝臓の一部を切り取る肝切除術。肝動脈を塞《ふさ》いで、がんを兵糧《ひょうろう》攻めにする肝動脈塞栓《そくせん》療法。がんに針を刺し、エタノールやマイクロ波、ラジオ波などで組織を壊死《えし》させる局所療法。

さらに、放射線療法、化学療法、肝移植などがある。これら主な治療法の5年生存率は、肝切除術が約50％、エタノール注入療法が約40％、肝動脈塞栓療法で20％である。

その治療費は、一例として肝動脈塞栓療法にかかる費用を挙げると、手術料が麻酔込みで22万円。ほかに指導料、薬剤、検査料、画像診断料などを含めて総額で約62万円。３割自己負担で約18万６０００円。高額療養費制度に申請すれば、自己負担分のうちの一部は返還される。

肝臓がんはB型、C型肝炎から発症していることが多いが、がんを叩いても肝炎ウイルスは残ったままで、このため、がん再発が多い厄介な病気である。こうした再発がんにラジオ波焼灼《はしょうしゃくじゅつ》術は何度でも治療ができることから、かなりの治療効果をもたらしている。

このラジオ波焼灼術は、日本では10年ほど前から始まった比較的新しい治療法であることと、高度の技術が必要なため、病院や医者によって治療成績に大きな差がある。いずれの治療法でも、早い段階から専門医にかかって治療を続けている患者のほうが生存率は高い。

肝臓がんの厄介なところは再発を繰り返すことだが、最後の手段が肝臓移植となる。ほとんどは近親者から肝臓の一部をもらう「生体肝移植」だが、それにはいくつかの細かな条件があった。

その主なものは、がんが1個だけの場合は直径5センチ以下、直径3センチ以下のがんなら3個まで、前の治療が終了した日から3カ月以上経過していることなどを対象とするというもの。

国内のドナー不足などで、海外で肝移植する人は後を絶たないが、ちなみに、米国で肝移植手術を受けると、渡航費などを含めて手術費は5000万円前後といわれている。日本では、この肝臓がんの移植治療に、04年から公的保険が適用されるようになった。

▼肝臓がんの相場→再発の多いがんだが、ラジオ波焼灼術はかなりの治療効果をもたらしているとも。

食道がん——かつては厄介ながんだったが

食道がんはこれまで「厄介ながん」とされてきた。がんの進行が速く、また、頸部《けいぶ》から腹部まで広くリンパ節転移が生じることから、広範な手術を必要としたからである。それが最近では、内視鏡の進歩と普及で、検査も治療もずいぶん楽になった。

内視鏡検査では、この10年で早期がん（粘膜内のがん）の発見率は約2倍になり、治療のほうも、内視鏡的粘膜切除術で完全に治る食道がんが増えているのだ。

早期の食道がんでは、唾液など飲み物がつかえるような狭窄感《きょうさくかん》を訴える人もいるが、ほとんどの人が症状なしと答えている。進行がんでは、狭窄感や嚥下《えんか》障害（飲食物がうまく飲み込めない）を訴え、「食道がしみる感じ」がしてがんが見つかった人もいる。

悪性度が高いといわれてきた食道がんも、粘膜がん（がんが粘膜内に留まっている）なら手術で100％に近い5年生存率を得ることができる。また、がんが粘膜下層に達していても、リンパ節転移がなければ手術で80％は治癒する。

早期の標準治療は粘膜切除術で、内視鏡的粘膜切除術やレーザー療法などが行われる。リンパ節転移のある症例では術後に化学療法を行う。進行がんおよび再発がんでは、化学療法、放射線療法、放射線化学療法などから選択する。

食道がんの根治手術は、病変部の拡大手術と徹底したリンパ節郭清《かくせい》が必要で、術後は頸部に残っている食道と胃の一部とをつなぐ「食道再建」をする。これはかなり大がかりな手術で、体への負担も大きく、入院期間も長くなる。そこで、食道の切除を嫌がり、手術を拒否する人は多い。一方、周囲の臓器への浸潤《しつじゅん》がある進行がんで、手術ができない患者もいる。こうした場合に有効なのが、近年注目の放射線化学療法だ。

放射線化学療法は文字どおり、数種類の抗がん剤と放射線療法を併用するもので、最近では外科療法の成績と同程度か、それ以上の治療成績が得られるという。さらに臓器温存、機能温存、ＱＯＬ（クオリティー・オブ・ライフ＝患者の生活を重視した治療法）の確保などの面でも優れており、今では手術できるケースでも第一選択の治療法となっている。

難治性が高いといわれる食道がんは、治療費のほうも高額になる。検査にかかる費用は胃や大腸などの内視鏡検査と同じで、検査そのものは1万5000円前後。食道内壁部の粘膜細胞などを採る処置を行うと1万3300円～2万5300円が加算される。

問題は治療にかかる費用である。食道と周辺のリンパ節を切除し、同時に食道再建術まで行ったケースで計算すると、手術費だけで120万円、手術前後の抗がん剤治療が約48万円、その他、検査料や画像診断料などを含め、入院期間50日で医療費の総額は300万円を超える。

公的保険（3割負担）や高額療養費制度を利用しても、食事療養費などを含めた自己負担はかなりの高額になる。

▼食道がんの相場→食道再建術まで行うと、入院50日で治療費の総額が300万円を超えることも。

膵臓《すいぞう》がん——治りにくいがんの代表といわれるが

治りにくいがんの代表である膵臓がんは、早期発見が難しく、検査で見つかった時点で、9割近くは進行がんというケースが多い。膵臓は胃や腹膜の後ろにあって、自覚症状がほとんどないために発見しにくい。運よく早期に見つけて手術しても再発することが多い。

そこで膵臓がんでは「拡大手術」が行われる。十二指腸に近い膵頭部はもちろん、胃の一部から十二指腸の全部、そして胆のうや胆管、周辺のリンパ節、神経叢《しんけいそう》、さらには門脈や動脈まで根こそぎ切除する。切除したあとは、残った膵臓と腸、胆管と腸、残った胃と腸をつなぐという、腹部の外科では最も大掛かりな手術となる。

膵臓がんの特徴的な症状とされる黄疸《おうだん》や痛みが出たときには、がんはかなり進行していて、すでに手遅れということも少なくない。そこで、超音波検査やCTによる検査で手術が可能かどうかを調べ、さらに内視鏡検査で診断を絞り込む。

最近ではMRI（磁気共鳴画像診断装置）を使った精度の高いMRCP検査（磁気共鳴

胆膵管画像検査）などによって微小がんが発見できるようになり、膵臓がんの治療成績の向上につながっている。

手術で切除できた膵臓がんⅠ期で5年生存率は77％、膵頭部のがんで60％とかなり高いが、膵臓がん全体の5年生存率は10％と、極端に低くなる。

膵臓がんで長期生存が可能な症例は、がんの直径が2センチ未満で、リンパ節転移がなく、周囲に浸潤していない（膵臓の外に出ていない）状態で見つかることだ。手術が成功しても、膵臓がんは再発率が高いので、手術後の抗がん剤治療は欠かせない。

また、手術に放射線を組み合わせた治療もある。これは、手術で取り残した可能性のあるがんに、手術中に直接放射線を照射する治療法だ。効果は期待できるが、手術が長時間に及ぶという難点がある。

手術ができない膵臓がんでも、放射線化学療法が標準治療になりつつあり、手術できなかった患者に延命効果をもたらす。また、放射線化学療法で切除不能のがんが縮小して、手術ができるようになった例もある。

▼膵臓がんの相場→直径2センチ未満でリンパ節転移等がなければ長期生存も。

前立腺がん――80歳以上の男性の2人に1人が抱えている？

加齢とともに増えてくるがんで、80歳以上の男性の2人に1人がこの前立腺がんを抱えているといわれる。

しかし、その多くは自覚症状がなく、がんであることに終生気づかず、死後、解剖して初めてがんであることがわかったなどという話があるほどだ。

これを「潜在がん」と呼んでいるが、高齢化の進む日本では、前立腺がんによる死者は年間約８５００人。現在４万人程度とされる年間の患者数は、近い将来、肺がんに次いで2番目に多くなると予測されているのである。

がんがある程度大きくなってくると残尿感や痛み、血尿などの排尿障害が起こるようになる。これだけでは似た症状の前立腺肥大との区別は難しい。そこで病状の把握と診断の確定に、直腸診、超音波検査、それと前立腺の生検を行う。

ベテランの医者にかかれば、極薄のゴム手袋をはめた手指を肛門に挿入して直腸の壁越しに前立腺を触診するだけで、指先の感触から前立腺肥大かがんかを識別するという。超音波検査と生検による病理検査で、がんの悪性度や病期（進行度）を判定し、治療法を決める。

前立腺がんは、男性ホルモンの影響を受けて成長することが多いため、がんの成長を抑える目的で、ホルモン療法が行われてきた。

その治療法は、男性ホルモンが産生できないように精巣《せいそう》を切除する去勢術か、ホルモンが前立腺に作用しないようにする抗アンドロゲン療法などがある。

放射線療法は早期がんの根治が目的か、高齢者のがんの進行を遅らせる治療法として使われた。

また、前立腺がんの根治療法として、前立腺、精嚢《せいのう》、精管、膀胱頸部の一部を一括して切除する前立腺全摘手術が行われる。

この摘出手術にかかる費用は、前立腺悪性腫瘍手術が31万6000円、これに投薬料、注射料、検査・画像診断料、処置料などと、入院加算料（入院21日間）を含めて合計約84万円が相場。3割自己負担に高額療養費を申請すれば、最終的な自己負担額は13万7000円程度という。

昨年からは腹腔鏡手術が保険適用になった。がんが前立腺に留まっていれば、手術でも放射線治療でもよく治るが、性機能の喪失や排尿障害などの後遺症を伴うことも少なくない。このため、高齢者の前立腺がんでは経過観察が治療の大きな選択肢である。

▼前立腺がんの相場→摘出手術は、入院21日で約84万円。

膀胱がん――女性より男性に多いがん

男性の泌尿器系がんで、前立腺がんに次いで多いのが膀胱がんである。むろん、女性の患者がいないわけではないが、男女比3対1で男性が多い。膀胱がんが新たに見つかる患者は、年間約1万6000人と、高齢化などを背景に10年前の1・6倍に増えている。

膀胱がんは血尿がきっかけで発見されることが多いが、初期症状はほとんどない。がんが進行すると尿道口が狭くなり、尿が出にくくなる尿流障害が起きて、排尿時の痛み、背中が痛むなどの症状が出る。また、尿検査で潜血反応が陽性であっても、尿管結石の場合もあるので、膀胱鏡検査が必要だ。これは尿道から極細の内視鏡を挿入し、膀胱の内部を観察する検査で、がんの発生部位、形状、大きさなどがわかる。同時に、膀胱の組織を採取し、病理検査でがんの診断を確定する。

膀胱がんの約8割は粘膜の表面にとどまる悪性度の低いタイプだが、それでも切除術が第一の選択になる。尿道から極細の膀胱鏡を挿入し、内視鏡で観察しながら電気メスでがんを削り取る「経尿道的切除術」。入院は10日前後、手術の所要時間は1時間程度で、体の負担が少なく後遺傷害も残らない。手術そのものにかかる費用は約10万400円。投薬料や注射料、処置料、検査・画像診断料、入院・加算料などを含めて総額で約42万円である。

ただ、膀胱がん全体では約半数の患者に再発、転移が見られる。そこで治療後半年は、外来で抗がん剤の化学療法を受けるのが一般的である。そして、半年から1年の間にCT検査、胸部X線検査、腹部超音波検査などを行い、再発転移の有無などを調べるのだ。

一方、がんが粘膜を超えて広がり悪性度の高い場合は、開腹して膀胱全体を摘出すると同時に、膀胱に関係するリンパ節もすべて切除する。この膀胱全摘除術を行うと尿をためる臓器が失われるため、人工膀胱を設けなければならない。

人工膀胱の造設は腸の一部を用いて作る大手術になる。膀胱を全摘したあと、体外に下げた袋に尿をためる「ストーマ」になるか、体内の腸を使って新しい膀胱を作る「新膀胱」になるかは、かかった医療施設の得意分野が大きく左右する。さらに、膀胱がんの治療実績は、施設によってかなりの技術差のあることは知っていてほしい。

▼膀胱がんの相場→悪性度の低いタイプで、経尿道的切除術の場合、手術は1時間程度。

乳がん――女性のがんで最も死亡率の高いがん

女性のがんで最も死亡率の高いのが乳がんだ。毎年約5万人が発症し、死亡者の数は年間約1万人に達する。しかし、早期乳がんの5年生存率は9割以上と、ほかのがんに比べれば治る確率は高い。

早期の自覚症状として「乳房のしこり」が最も多いことから、唯一、自分で発見できるがんといわれている。乳房のしこりのほか、乳房の皮膚のひきつれ感や乳首からわずかに出血する場合もある。早期発見のために、自己検診と集団検診が推奨されているのだ。

自己検診では、鏡に乳房を映して、しこりやくぼみの有無、皮膚の変化などを観察する。集団検診は、50歳以上の女性を対象にマンモグラフィ検査を実施する地方自治体が増えている。この検査では、直径5ミリのがんを見つけることが可能で、この検査を受けた女性は受けなかった女性に比べ、明らかに乳がんの死亡率が低下することが証明されたという。

乳がんの大きな特徴は、肺、肝臓、骨など他臓器への転移が多いことで、乳房だけでなくリンパ節や他臓器も念入りに調べる必要がある。そこで、CTやMRI検査、骨シンチ（シンチレーション）カメラを使った検査などを行う。

乳がんの治療は、ひと昔前まで乳房をすべて切除する「全摘手術」が主流だった。ところが前述したように、乳がんは全身へ転移することが多く、拡大手術をしても治療成績が向上しないことがわかってきた。それで最近では、病巣だけをくり抜き、乳腺全体に放射線を照射してがん細胞を駆逐する「乳房温存療法」が数多く行われるようになった。

乳房を切除した場合、1週間程度の入院で手術そのものの費用は20万円。そのほか指導料や処置料、投薬料、検査・画像診断料、入院・加算料などを含めて総額約50万円、3割自己負担で15万円程度になる。

乳房温存療法では、同じく1週間程度の入院で手術費用が27万6000円。手術後の抗がん剤点滴を2回で3万2000円。放射線治療が1回2500円の20回で5万円。そのほか、処置料や入院・加算料などもろもろを含めて総額は約90万円。その3割自己負担で27万円程度になる。

▼乳がんの相場→乳房温存療法では総額約90万円。

卵巣がん——母や姉妹に同じがんがいると、かかる割合が高くなるとも

卵巣に発生する腫瘍は、その9割が良性で残りの1割が悪性の腫瘍である。

母親や姉妹に卵巣がんの経験者がいる人は、そうでない人に比べて、危険度は約3倍との報告がある。また、初潮が早い、閉経が遅い、出産の経験がない、高脂肪食が好き、肥満、ピルの使用などが関係するとの指摘もあり、発病者や死亡者は確実に増えている。

初期には症状はほとんどないが、初診時に3人に1人はすでに転移が見られるという。しかも、その半数が腹膜《ふくまく》やリンパ節に転移している進行がんで、予後も悪い。下腹部にしこりがあるとか、腹部の膨満感《ぼうまんかん》、尿が近くなるなどの症状があったら受診したほうがいい。

進行した卵巣がんの治療は、手術でできるだけがんの病巣を摘出し、その後に抗がん剤で叩くのが基本である。抗がん剤が比較的効きやすいので、最近は手術と化学療法で治療成績は上がっている。5年生存率は、がんが両側の卵巣に留まっているⅠ期では91%。がんが周囲の子宮、膀胱、直腸などの腹膜に転移しているⅡ期で72%。腹膜だけでなく、後

腹膜リンパ節転移が見られるⅢ期、さらに、腹腔外あるいは肝臓に転移しているⅣ期では、それぞれ5年生存率はⅢ期が31％、Ⅳ期が12％という結果である（国立がんセンター）。

たとえば、Ⅲ期の進行した卵巣がんでは、手術で両側の卵巣と卵管、子宮、後腹膜リンパ節などを切除する。術後は、がんが完全に取り除けない可能性が高いので抗がん剤治療を受ける必要がある。卵巣がんで卵巣、子宮を全摘した場合の手術料（子宮附属器悪性腫瘍手術・両側）は33万円。そのほかの投薬料、注射料、処置料、検査・画像診断料、入院料などを加算すると医療費の総額は約63万円で、自己負担額（3割負担）は18万9000円になる。

こうしたがん治療では、抗がん剤を使うと医療費は一気に跳ね上がる。特に新しい抗がん剤などを使うと年間の薬品代が400〜500万円となることも。保険が適用されても、長期化すれば高額になる。そこで助かるのがジェネリック医薬品だ。卵巣がんの治療薬によく使われるシスプラチンは先発品は50ミリグラムで約1万6000円だが、後発品（ジェネリック医薬品）だと8000円前後と半額になっている抗がん剤も少なくない。

▼卵巣がんの相場→卵巣、子宮を全摘した場合は総額約63万円。

白血病――〝慢性〟が〝急性〟に転化すると怖い

血液の細胞ががん化する白血病は頻度こそ低いものの、かかると命に関わる深刻な病気である。私たちの血液に含まれる血球細胞（赤血球、白血球、血小板）は、骨髄《こつずい》や脾臓《ひぞう》で作られ、未熟な細胞から成熟して完全な細胞へと分化していく。

白血病は、この成熟や分化の能力を失った血液細胞が無制限に増殖し、結果的に骨髄の造血能力が低下する病気だ。

白血病は、まず急性白血病と慢性白血病に大別される。これがさらに、増殖する白血病細胞の種類によって、急性白血病は急性骨髄性白血病と急性リンパ性白血病に分類される。慢性白血病も慢性骨髄性白血病と慢性リンパ性白血病に分類される。

白血病における急性、慢性は、一般的に病気が急性から慢性化する状態とは違う。たとえば、血液細胞が無制限に増殖し慢性化した病気が急性転化するといった状態である。慢性骨髄性白血病では、慢性期から急性転化までは平均3年～5年ほど。急性転化すると生命に危険が及ぶ。急性骨髄性白血病も発症早期の治療の時期を外すと救命が難しい。

白血病の治療は、抗がん剤による化学療法、放射線療法、骨髄移植などがあるが、いずれの治療法も、がん細胞だけでなく正常な細胞にもダメージを与えてしまう。したがって白血病治療の成否は、治療に耐える体力にあるといわれるほどだ。

だが最近、その治療法は飛躍的に進歩してきた。10数年前からは、これまでの抗がん剤にインターフェロンが加わり、これと抗がん剤との併用、骨髄移植などにより治療成績は向上した。そこに分子標的療法が新しく登場したのだ。

分子標的療法は従来の抗がん剤とはまったく違う作用を持っており、対象となるがん細胞のみを標的にピンポイントで叩くもので、正常細胞を傷めずに高い治療効果を発揮する。

たとえば、最近保険適用になった分子標的薬イマチニブ（商品名・グリベッグ）は1日4錠の内服で、8割近い白血病細胞が消失したという。この分子標的薬の慢性骨髄性白血病に対する効果は、9割以上の患者が悪化しない状態を維持し、急性骨髄性白血病でも「完全寛解《かんかい》」が得られたとしている。

白血病では「治癒」とはいわず「寛解」と呼ぶ。これは、化学療法などで「完全寛解」となっても体内には数百万個以上の白血病細胞が残っている可能性があり、時間が経つと再発することがあるからだ。そこで完全治癒というより、悪化させない対症治療が主流となるのである。

白血病と診断されて入院し、抗がん剤や放射線治療、輸血などの治療をした場合の入院治療費は入院日数は30日、入院1日あたりの治療費が約4万6000円で、医療費の総額は約140万円。

むろん全額自己負担ではないが、これに分子標的療法の新薬が加わると、医療費はさらに高額になる。

▼白血病の相場→抗がん剤、放射線治療等の治療で、30日入院で約140万円。

◆部位別がん死亡数

	1位	2位	3位	4位	5位
男性	肺	胃	肝臓	結腸	膵臓
女性	胃	肺	結腸	肝臓	乳房

資料元：国立がんセンター　2005年

◆部位別がん罹患数

	1位	2位	3位	4位	5位
男性	胃	肺	結腸	肝臓	前立腺
女性	乳房	胃	結腸	子宮	肺

資料元：国立がんセンター　2001年

◆部位別がん5年相対生存率（%）

	I期	全症例		I期	全症例
胃	98.7	71.0	結腸	99.0	73.7
肺	76.5	35.8	直腸	95.4	72.5
肝臓	55.9	29.9	乳	98.5	86.6

資料元：全がん協　1997-1999年　初回入院治療症例

❷章

「循環器系の病気」の相場

◇心臓病、脳卒中の要因・動脈硬化の増加が意味するもの

日本人の三大死因である、がん（悪性新生物）、心臓病（心疾患）、脳卒中（脳血管疾患）。このうちの心臓病と脳卒中は、ともに循環器系の疾患である。循環とは血液の循環のことで、これらの病気になりやすい人に共通しているのは動脈硬化が著しいことである。

動脈硬化は文字どおり動脈が硬くなることで、動脈の内膜にコレステロールや石灰が沈着して潰瘍を作ったりして、そのため、内腔《ないこう》（血管の内側）が狭くなって塞がったり、血管がもろくなったりする病気だ。

動脈硬化が心臓で起これば狭心症や心筋梗塞の原因になり、脳動脈や頸動脈で起これば脳卒中になる。脳卒中には、脳動脈が破れる脳出血と血管が詰まる脳梗塞がある。

本来、健康な血管には弾力があって、心臓から送り出される血液の流れに合わせて内腔が拡張したり収縮したりしている。その血管が詰まったり弾力を失うのが動脈硬化で、そこを無理に血液が流れようとすると動脈が破れてしまう。

歳を取れば血管も老化していくものだが、動脈硬化は必ずしも高齢者の病気ではなく、

若い人でも、体のどこの動脈にも起こり得る病気なのだ。

動脈硬化を進行させる危険因子としては、喫煙、高血圧、高コレステロール血症（高脂血症）、糖尿病、高尿酸血症（痛風）、肥満、運動不足、遺伝、性格、ストレス、それに加齢が挙げられる。つまり、動脈硬化は、これらの危険因子（リスファクター）によって起こるものと、加齢とともに進行するものとがあるというわけだ。

なかでも、喫煙、高コレステロール血症、高血圧が三大リスクファクターといわれるが、とりわけコレステロールが血液中に増えすぎると、その脂質が血管壁にたまって血管が詰まるなど、動脈硬化の進行が加速される。

厚生労働省の人口動態統計によると、主要死因別死亡率は脳卒中が年々減少しているのに対して、がん、心臓病が増えているのだ。心臓の表面には冠状動脈という血管が走っており、心臓を動かす栄養となる酸素や血液をその心筋に絶えず供給している。

ところが、この冠状動脈が詰まったり内腔が狭くなると、心筋に送られる血流が減少したりストップして、心筋が酸素や栄養分を得ることができなくなる。これを虚血《きょけつ》状態と呼び、この虚血状態が一時的な場合は狭心症、冠状動脈が完全に詰まって血流が回復せず、心筋が壊死した場合は心筋梗塞となる。多くの場合、その原因は動脈硬化にあるのだ。

高血圧――30歳以上の3人に1人が高血圧?

高血圧は、はじめは自覚症状がほとんどないために気づいたときには慢性化している。血圧が高いと動脈の血管壁が徐々に厚くなり、厚くなった血管は内腔が狭く硬くなって弾力性が失われ、いわゆる動脈硬化を起こしてしまう。そんな血管が、高い血圧で裂けて脳出血や動脈瘤《りゅう》破裂を起こしたり、あるいは血栓を詰まらせて心筋梗塞や脳梗塞を起こしたりする。

日本人には高血圧が多く、30歳以上の3人に1人が高血圧といわれている。親が高血圧だと、子供も高血圧になりやすいことが知られており、両親ともに高血圧の場合、70%以上の高率で子供も高血圧になるというデータもある。

高血圧自体が遺伝するわけではなく、塩分の摂りすぎやストレス、肥満といった日常生活におけるいろいろな要因が関係することから「高血圧になりやすい体質」が受け継がれるというわけだ。

◆高血圧の通院費の相場（診療所、月１回）

再診料	710円
外来管理加算	520円
特定疾患療養管理料	2250円
特定疾患処方管理料	650円
処方箋料	1330円
医療費合計	5460円
３割負担額	1638円

高血圧の基準は、１９７０年代に世界保健機関（ＷＨＯ）が最高血圧（収縮期）１６０ミリHg以上、最低血圧（拡張期）95ミリHg以上としたことから、日本も１６０／95以上を高血圧とするようになった。それが１９９３年にＷＨＯと国際高血圧学会（ＩＳＨ）が新しい基準を発表、血圧の正常値を、最高血圧が１４０未満、最低血圧が90未満としたのだ。

加えて、最高血圧が１４０、最低血圧が90のいずれかを超えた場合を「境界域高血圧」と呼んだのである。正常値と異常値の間にいわばグレーゾーンを作ったようなもので、以前だと高血圧と診断されなかった人が、今では高血圧の患者として扱われる。こうして、高血圧の患者は増加の一途をたどっている。

治療の基本はライフスタイルの改善。まず、血圧を下げるために食事療法などの生活指導を行う。減塩を心がけるとともに、エネルギー摂取量を控えて肥満を防ぐことである。食事療法を続けても、血圧をコントロールできない場合、薬物療法を行う。

高血圧の治療費は、初診料、検体検査料（尿検査・採血および血液の生化学的検査）、検体検査判断料、処方箋料などで初診の費用は1万8000円くらい。3割自己負担で5400円程度。それ以降も再診のたびに、だいたい前ページの図に示したくらいの医療費がかかる。

これに薬代などが加わるので、月1回の通院で、年間に7万円から8万円が相場という。これが5年、10年続くことを思えば、患者の負担も国の医療費もバカにならない。

▼高血圧の相場↓月1回の通院で、医療費は年間7～8万円

心筋梗塞——急性心筋梗塞の生死を分ける3分

心筋梗塞の治療は、詰まった冠動脈の血流をいかに速《すみ》やかに再開させるかにかかっている。実際、急性心筋梗塞を起こした人の3〜4割が、救急車で病院に到着する前に死亡しているのだ。

そのほとんどは不整脈の一つである「心室細動《しんしつさいどう》」が原因。心室細動が起こると、心臓は小刻みに震えるだけで規則的に拍動（収縮運動）しないために、心臓から全身に血液を送り出せなくなり、5秒ほどで意識を失ってしまう。

この心室細動も発症から3分以内に電気ショックを与えれば7割は助かるという。心筋梗塞を起こして救急車が到着するまでの間に心室細動を発症しなければいいが、心室細動が発症して1分経過するごとに救命の可能性が1割ずつ減っていき、10分以上経過すると死亡してしまうといわれている。

電気ショックを与える「AED（自動体外式徐細動器）」という医療機器は、これまで救急隊員や客室乗務員など限られた人たちだけが使用を許可されていたが、04年から一般市民も使えるようになった。

ＡＥＤは今では、空港や駅など公共の場のほか、ホテル、デパート、学校などにも設置が進められており、多くの救命例が報告されている。

急性心筋梗塞で病院に搬送されると、すぐにＣＣＵ（冠疾患集中治療室）に入院する。心筋梗塞の緊急処置としては、画像診断で詰まった箇所を特定し、そこの血栓を溶かす薬をカテーテルを介して直接注入する。その費用が約１６０万円。

これにうまく反応しない場合、バルーン（風船）をつけたカテーテルを冠動脈に差し込んで詰まっているところを押し広げる。これは「ＰＴＣＡ（経皮的経管的冠動脈形成術）治療法」という。開胸手術をしない、このＰＴＣＡにかかる費用は約１３７万円である。

これらの治療が難しい場合は冠動脈の修復をあきらめ、体のほかの血管を切り取って移植する「心臓バイパス手術」というのがある。

まず胸を開け、一時的に心臓を止めて行う大手術で、その費用は約２４０万円と決して安くはない。

高度な技術を必要とする心臓バイパス手術では、人工心肺装置を用いて、心臓を止めて手術するのが一般的である。

その際に、手術に時間がかかりすぎると、それだけ心臓へのダメージが大きく、鼓動が再開しなくなったり、脳に影響を及ぼす例も少なくない。

日本でも有数の心臓外科医で、大和成和病院病院長の南淵明宏《なぶちあきひろ》医師は、この心臓バイパス術を、心臓を止めずに行う。南淵さんと『中央公論』誌上で対談したとき、彼は「心臓バイパス手術は、年間100例以上は執刀していないと技術を維持するのが難しい」と話していた。

手術の症例件数が病院選びの目安になる

手術数の少ない病院がいかに危険かを示す例として、南淵明宏医師は、先天性心臓病の一つである「ファロー四徴症」という病気になった4歳の子供の例を紹介してくれた。

その子供は心臓の手術をしたあと、心臓が止まりかけ、あげくに植物状態になってしまった。全国で毎年500例ほど行われているポピュラーな手術なのだが、その病院では開設以来20年間にたった3例しか手術していなかったのだ。こんな病院で手術をしてしまったことが不運だったとしかいいようがない。そのとき、患者の家族にそんな情報は入るはずもなかったのだから。

現在、わが国には約2000人の心臓外科医がいて、年間約5万件の心臓手術が行われているという。

単純計算すれば、一人の心臓外科医が年間に平均約25件の手術を担当したことになるが、一つの手術に複数の医者が関わることや、心臓手術という命に関わる手術では熟練した医者が執刀することなどを考え合わせると、医者によっては年間の手術件数がもっと少ない人もいるのではないか。

厚生労働省は、バイパス手術、心臓弁膜症手術、胸部大動脈瘤手術、先天性心臓病に対する手術など、高度な技術が要求されるこれら4種類の手術を年間100件以上実施した医療機関には診療報酬の加算を認めてきた。

ちなみに、南淵医師の大和成和病院の心臓外科では、年間に400症例以上の手術をこなしている。手術数の多い病院には、より難しい症例が集まり、それがまた、医療技術の向上になるのである。南淵さんは、こんなことも話した。

「心臓外科医がその技術を維持するには、年間200症例以上の手術を行う必要がある。

自転車に乗ることだって、鉄棒の逆上がりだって、見学しているだけではできないでしょう。心臓バイパス術は直径1～2ミリの血管を、髪の毛より細い糸を使って縫い合わせるのです。見学していただけでは何十年かかっても、その技術は獲得できません」

患者にとって、手術の症例件数は病院選びの大きな目安にはなる。

▼心筋梗塞の相場→心臓バイパス手術は、年間100例以上の執刀実績がある医者に。

狭心症——働きざかりの40代以上に特に多い

患者の脈をとり、胸や背中を軽く指で叩いて聴診器を当てるだけで、腕のいい医者は病気の診断がつくといわれている。心臓の診断では、まず、この触診と聴診が行われる。

名医は、患者の脈拍に触れるだけで血圧の状態もわかるし、心拍の乱れ方で「大動脈弁閉鎖不全症」をいい当てるという。

たしかに、健康な人の肺のあたりは空気が多いので、打てば響くように乾いた軽い音がする。心臓のあたりは血液がたまっているので、重い音がする。もしも胸水がたまっていたら、全体に重たい音がするというのだが、病院の騒々しい診察室で、胸をトントンと叩くだけでその微妙な音を聞き分けるのは難しい。

聴診器を右の胸に当てればサァ、サァという呼吸音を聞くことができ、左の胸に当てればトックン、トックンという二つの音が一組になった心臓の音が聞こえる。はじめに聞こえる「トックン」という音は心臓の収縮するときの音、次に聞こえるのが拡張するときの音で、どれも心臓の弁膜の開閉にともなって出る音である。

これらの音の中間に雑音がまじると、心臓の異常が発見できるというのだが、かなり熟練した医者でも、心臓に異常があるらしいことはわかっても、心臓のどこにどういう異常があるのかまでは診断できない。そこで心電図や超音波検査などさまざまな検査機器が活躍するというわけである。

心筋梗塞も狭心症も働き盛りの40代以上の人に多く見られ、わが国の年間の発病者数は約20万人。ともに激しい痛みの発作に襲われる。なかでも狭心症は、冠動脈の血流が一時的に悪くなって心筋が虚血状態になると起こる。

多くの場合、胸骨の裏が締めつけられるように痛むが、首から左肩、左腕、上腹部など圧迫感に似た痛みが襲い、死の恐怖を感じたと訴える人も多い。

心筋が虚血状態になるとどうして痛みが起こるのか、はっきりはしていないが、虚血の心筋から痛みを発生させるような物質が出て、神経を刺激するのではないかといわれている。痛みは5分から10分で治まるが、虚血性心疾患の最も進んだのが心筋梗塞だから、狭心症はその前触れ、心筋の酸素不足を知らせる警告だと考えられる。

狭心症の診断と治療でかかる医療費は、運動負荷心電図検査や超音波検査などと薬物療法で約1万7000円。保険診療で自己負担は単純計算して約5100円である。それが重症の狭心症や心筋梗塞を起こすと、医療費は一気に150〜300万円に跳ね上がる。労作性狭心症では、冠動脈が詰まって、心臓に十分な血液が流れないと胸痛発作が起きる。そこで「薬剤溶出ステント」を使った治療法がある。

この治療は、血管を狭くする原因の細胞増殖を抑える薬があらかじめコーティングされたステント（網状の金属製の筒）を冠動脈内に留置する。足の付け根や手首の血管から、カテーテルを冠動脈の入り口まで挿入し、カテーテルの先端についたバルーンで血管を広げながらステントを押し込む。

これで詰まった血管を広げるとともに、コーティングした薬剤が血管壁に染み込んで再狭窄（血管の内腔が再び狭くなること）も防げる。治療時間は約30分と短く、入院期間も3日程度ですむ。

▼狭心症の相場→重度の狭心症や心筋梗塞だと、医療費は300万円近くになることも。

◇脳卒中で死亡する確率は低くなった裏で……

心臓や脳の病気で倒れたときは「時間が勝負」といわれる。いざというとき、どの医者に治療してもらうかを決めておければいいが、そういう身分の人は全国でも少数派の部類だろう。いずれにしても救急車で運ばれて、自分の命は「他人まかせ」ということになる。

なかでも脳卒中は、いきなり意識障害が起きるために自分では対処のしようがない。脳卒中が恐れられているのは、そうしたこととあわせて、死に関わる病気であるということと、運よく一命を取りとめても言語障害や片麻痺《かたまひ》などの後遺症が残るからである。

脳卒中は20数年前まで日本人の死亡原因の第1位だった。それが最近、がん、心臓病に次いで第3位になり、死亡者数は減少傾向にある。救急医療体制の整備と医療技術の進歩で死亡する確率は低くなったが、脳卒中になる人が減ったわけではない。命は助かったが、重度の麻痺を抱えた寝たきり状態の患者が増えているという現実が、その裏にはあるのだ。

現在、日本の脳卒中の患者数は、入院あるいはリハビリのために通院している人を含めて約180万人といわれ、このうち約11万人が寝たきり状態だという。そして、毎年約

40万人が脳卒中を発症し、年間13万人強の人が死亡しているのである。

脳卒中には、血栓などによって脳の血管が詰まる「脳梗塞」と、脳の中の血管が破れて出血する「脳出血」、さらに、脳を覆っている「くも膜」と脳の表面の間にある細い動脈にコブ（動脈瘤）ができ、それが破裂して起こる「くも膜下出血」がある。

いずれも突然の意識障害が主症状だが、そこに至るまでには、いくつかの前触れがある。

食事中に箸を落とす。手足がしびれる。舌がもつれて、うまく話せない。物が二重に見えたり、ゆがんで見える。突然、激しい頭痛に襲われる。一方の目が見えなくなり、視野が欠ける。耳が聞こえなくなる。文字が真っすぐに書けない。一時的に記憶がなくなり、居場所がわからなくなる。口がうまく閉じないなど。こういった症状を自分で感じたり、また、家族やまわりの人が気づいたら、脳外科に一度診てもらったほうがいい。

ただし、ここで大事なことは「医者選び」である。命に関わる病気であり、いったん症状が軽くなっても再び発作が起こる可能性が非常に高い病気なので、診断や処置を誤ると取り返しのつかないことになってしまう。

かねて実績のある症例数の多い病院を把握しておき、できれば希望する医者にかかっておくことだ。

脳梗塞――患者の寝たきりになる原因の第1位

国内では2分20秒に一人が発症し、一度発症すると再発する危険性が非常に高い。患者が寝たきりになる原因の第1位。脳梗塞と聞いて、私がまず思い浮かぶことである。

もう一つ思い浮かぶことに、大相撲の栃東《とちあずま》関の引退がある。親子二代、寡黙《かもく》な試合巧者で玄人《くろうと》筋の人気を博した。それが本人も気づかないうちに脳梗塞を発症、再発の危険性があることから、大関に上り詰めながら30歳で現役を引退したのだ。

実際、脳梗塞を発症した患者の3分の1は5年以内に再発し、しかも重篤《じゅうとく》な状態に陥る危険性が高いというデータがある。

脳梗塞には「脳血栓」と「脳塞栓」の2つがあって、脳血栓は脳の血管の中にできた血栓（血液の塊）が詰まって起こり、脳塞栓は心臓など脳以外にできた血栓が剥《は》がれ、流れてきたその血栓が脳の血管を塞ぐことで発症する。

いずれも、脳の血流が滞り、脳の組織が壊死してしまう。その壊死した場所や領域によって後遺症が残ったり、最悪の場合は死に至る。

脳梗塞でもたいてい前触れがある。片側の手足が一時的に麻痺したり、急にロレツが回らなくなる、顔や手足などの半身がしびれるといった症状が起こる。

そして、それらの症状は15分くらいで、長くても24時間以内に治まるので「一過性脳虚血発作（ＴＩＡ）」と呼ばれる。小さな血栓はしばらくすると溶けて流れてしまうため、ＴＩＡの発作はすぐに治まるが、血栓ができやすい状態であるということが問題なのだ。

ＴＩＡの発作が起きたら、まず脳梗塞の危険因子である高血圧、動脈硬化、心臓病、糖尿病、高脂血症を検査する。そして、ＣＴ、ＭＲＩで脳梗塞の有無をチェックし、さらにＭＲＡでも調べる。

脳梗塞と診断されても超早期であれば、詰まった血栓を溶かすカテーテル治療が適用される場合もあるが、血管が詰まってしまって脳細胞が壊死したら、その脳細胞を元に戻すことはできない。

脳梗塞の治療にかかる医療費は、症状の進行程度や入院期間によっていろいろである。たとえば、脳梗塞で救急搬送されてＭＲＩなどの画像診断の結果、内科的治療で7日間入院した場合、初診料、投薬料、注射料、指導料、画像診断料、入院・加算料、食事療養費などで総計27万5000円。3割自己負担で8万2500円、このほかに差額ベッド代がかかる。08年度の診療報酬改定では、発症直後の超急性期脳卒中治療には別途12万円が新たに加算されるという答申がなされた。

しかし、社団法人全日本病院協会の調べによる「主な疾患の入院期間と医療費」（104ページ）では、脳梗塞の場合、入院期間は平均38・1日で、医療費の総額は116万円である。健康保険や高額療養費制度があるとはいえ、脳梗塞で入院した場合の平均値がこの金額である。

患者の容体が重篤で高度な救急救命処置を必要としたり、入院期間が長期化すると、治療費はさらに高額になる。後遺症が残れば理学療法や言語療法といったリハビリ料金が必要になるなど、病状によっては多額の医療費がかかってしまうのである。

▼脳梗塞の相場→平均入院期間は約38日、治療費は約116万円。

脳出血——一カ所が出血すると、連鎖反応的に大出血を起こすことも

2008年8月2日に亡くなった漫画家の赤塚不二夫さんが、脳出血で倒れたのは02年4月のことだった。2008年1月、赤塚さんの近況を週刊誌が詳しく報じていた。それによると、都内の大学病院に入院していた赤塚さんは、2年後に再び脳内出血を起こし、意識が戻らないまま、特別室に入院し続けていた。その入院費は1日7万~8万円、これに検査代や治療費などを加えると年間で3000万円にもなっていたというのだ。

脳出血は脳の細い動脈が破れて出血する。脳の血管も、高血圧や加齢などで弾力性を失い、また、血管の弱い部分が膨らみ、そこに急に高い血圧がかかったりすると破れる。そのとき血管のあちこちにもろいところがあると、連鎖反応的に大出血を起こす。

脳の血管が破れると、多くの場合、意識混濁、言語障害、麻痺、さらには昏睡《こんすい》などの症状が出る。また、出血後の数時間は、血腫が増大する可能性があり、それが脳を圧迫している場合は、緊急手術でその血腫を除去しなくてはならない。

しかし、出血が少なく血腫が脳を圧迫していなければ、止血剤や降圧剤などによる内科的治療を行う。投薬による治療で、血腫が徐々に脳内に吸収されてしまうのである。

ここでは脳出血で救急搬送され、内科的治療を受けながら2週間入院した場合の医療費を試算してみたい。

初診料(時間外)7500円、投薬料8500円、注射料3万3000円、処置料1万2000円、検査料3万5000円、画像診断料10万2500円、入院・加算料(14日間)16万8000円で小計36万6500円。これに食事療養費3万7800円が加算されて合計は約40万円。これの3割自己負担で支払う医療費は約12万円。さらに申請すれば、高額療養費の差額分は還付される。むろん、重篤の場合は、手術や入院期間にもよるが100~250万円といった医療費がかかる。

冒頭の赤塚さんのように、世の中には、何物にも代えがたい命のためには、どんなに治療代が高くても、最高の医療を受けたいと考える人はいる。同じ日本でも、国民皆保険では受けられない医療がそこには存在するのである。

▼脳出血の相場→重篤の場合、手術や入院期間によって100~250万円。

くも膜下出血――脳出血の中でも特に危険性が高い

脳出血でも特に怖いのが働き盛りの40代、50代に多い「くも膜下出血」だ。突然、頭をハンマーで殴られたような激しい痛みが襲う。一般的な脳出血では内科的治療を優先するが、くも膜下出血は緊急手術になるケースが多く、しかもその予後はきわめて厳しい。

くも膜下出血では再出血が致命的な状態を引き起こす。小さな出血が起きるたびに死亡の確率は上昇し、そして昏睡状態に陥って死亡する。

日本では、くも膜下出血で年間1万3000人が死亡しているが、病院への救急搬送時にすでに半数が死亡しており、出血部位の診断ができて何とか手術にこぎつけられるのは3分の1にすぎない。

しかも、運よく一命を取りとめても後遺症が残る可能性が高い。そこで、出血直後の急性期の管理をきちんとして、血管拡張剤や血圧降下剤で血圧を120前後に維持しながら速やかに開頭手術を行うのである。

くも膜下出血の8割は脳動脈瘤の破裂によるものとされ、脳の動脈にコブができてそこから出血し、脳を覆うくも膜の下に流れ込む。コブからの再出血や大きな破裂が起きる前に処置できれば、それだけ助かる確率は高くなる。

手術は頭蓋骨を開いて、出血しているコブの根元を金属のクリップで止める「脳動脈瘤クリッピング手術」が一般的だが、出血した場所によっては手術できないことも少なくない。

むろん、緊急手術で助かって、社会復帰する人がいないわけではない。ただ、こうした一刻を争う状態でもどかしいのは、患者が病院を選べないということである。しかも、脳神経外科や心臓外科など高度な医療技術を必要とする疾患では、どうしてもその治療成績に差が出てしまうのだ。

くも膜下出血の治療費は、脳動脈瘤頸部クリッピング（1カ所）の手術料が72万円。閉鎖循環式全身麻酔8万3000円で、これは麻酔時間2時間までの料金、以降は30分ごとに6000円が加算される。入院期間30日とすれば、このほかに投薬料1万5000円、注射料6万7000円、検査料6万2000円、画像診断料12万9000円、入院・加算料41万2000円で医療費の合計は約150万円。3割自己負担で支払う医療費は45万円程度になる。もちろん、これは高額療養費制度の対象となるが、いずれにしても高額な医療費がかかることに変わりはない。

▼くも膜下出血の相場→脳動脈頸部クリッピング手術（1カ所）のケースで約150万円。

❸章

「代謝系の病気（慢性疾患）」の相場

糖尿病——患者数が2・5倍以上に増えた裏事情

「成人病」を「生活習慣病」と呼ぶようになったのは約10年ほど前からで、糖尿病や高血圧、肝機能障害など罹患者がますます若年化し、高校生でも同様の症状が出ることがあり、成人病とはいいにくくなったからというのが、提唱した厚生労働省のいい分である。

生活習慣病というからには、これまでの生活習慣を改善すれば病気は治ってしまうはずだが、医者はいろいろな検査をして、おもむろに病名を告げる。

「あなたは、糖尿の気がありますね」「肝機能の数値が基準値を超えている。放っておくと肝硬変、肝がんになりますよ」

糖尿の気など、40代以降なら大方の人に当てはまるだろう。まして、飲酒の習慣などがあれば、肝機能のデータが標準値を超えることは珍しくはない。だからといって開業医が「大丈夫、しばらく様子を見ましょう」などとは決していわない。もし大丈夫ではなかった場合に困るからという理由もあるだろうが、いずれにしても医者は診断においては少々大げさな物言いをする。

たとえば、糖尿病の診断で重要なのは、空腹時（朝食前）の血糖値（㎎／dℓ）で、正常値は70～110未満、126以上だと糖尿病と判断される。また、糖尿病予備軍や隠れ糖尿病を見つけるのに糖負荷試験がある。ブドウ糖を溶かした甘い液体を飲んで検査するが、2時間後の数値140未満は正常で、140～200未満は境界型。空腹時126以上か糖負荷試験値200以上、いずれかを満たす場合を糖尿病とする。

しかし、健康と病気の境目は、常にグレーゾーン。正常値（健康）と異常値（病気）の間の「境界型」を「治療の要あり」と診断すれば、糖尿病の患者は一気に増えるものなのである。

数年前まで、全国の糖尿病の患者数は約700万人とされていた。それが最近の厚生労働省の発表では、糖尿病が強く疑われる人が820万人で、その可能性が否定できない人の1050万人を合わせると糖尿病の患者数は、実に1870万人にも上るという。序章でも書いたように、診断の基準値を広げれば「病気」と判定される人が増えるのは当然のことである。

数字のカラクリはさておき、糖尿病にかかると諸臓器の血管障害を起こし、長い間には

◆［糖尿病］の医療費の相場（月２回通院）

	診療所	病院（100床未満）	病院（200床未満）
初診料	2700円	2700円	2700円
再診料	710円	600円	600円
外来管理加算	520円	520円	520円
特定疾患療養管理料※	2250円	1470円	870円
特定疾患処方管理料	650円	650円	650円
処方箋料	2010円	2010円	2010円
医療費合計	8840円	7950円	7350円
３割患者負担額	2652円	2385円	2205円

※特定疾患療養管理料は、糖尿病の治療計画に基づいて、療養上、必要な管理を行った場合に、月２回に限り算定できる。

重い合併症を引き起こす。眼底の血管障害として糖尿病性網膜症があり、また、糖尿病の人はそうでない人より脳梗塞、狭心症、心筋梗塞などの血管性の病気にかかりやすいことも証明されている。

現在、日本には人工透析を受けている患者が約20万人いるが、このうち約３割の人が糖尿病から腎透析になったといわれている。

このほか、糖尿病では末梢神経が障害を受けることから、手足にしびれや痛みなどが生じる。さらに進行すると、知覚神経が麻痺して傷や傷口の化膿《かのう》に気づかず組織が壊死してしまうこともある。

糖尿病は悪化すると足の切断や失明の恐れもあり、また、腎透析など闘病の苦痛もさることながら、その治療費もバカにならない。治療に関しては、病状および合併症の程度にもよるが、糖尿病の治療費（初診時の月2回通院）を算出したのが右図である。

▼糖尿病の相場→月2回通院で、ひと月に1万円弱が相場

高脂血症——かなりの人が〝境界型〟として治療を受けている

血液の中にはコレステロールや中性脂肪などの脂質が含まれている。これらの脂質が異常に多くなった状態を高脂血症という。

具体的には、コレステロールが240（㎎／dℓ）以上、中性脂肪が150以上、LDL‐コレステロール160以上、HDL‐コレステロール40未満のいずれかになると高脂血症と診断される。

実はこのコレステロールや中性脂肪の正常値についても、高血圧の基準値と同じような傾向がある。実際には、かなりの数の境界型の人が高脂血症として治療を受けている。

問題は薬による副作用だ。コレステロール値を低下させるために処方される「高脂血症治療剤」には、めまい、頭痛、脱毛、発汗、貧血などの副作用がある。

高脂血症そのものによる症状はほとんどないが、血液中のコレステロールや中性脂肪が異常に多い状態が続くと動脈硬化が進み、さまざまな病気の引き金になる。

◆高脂血症の通院費の相場（診療所、月１回）

再診料	710円
外来管理加算	520円
生活習慣病管理料	6500円
処方箋料	1330円
医療費合計	9060円
３割負担額	2718円

特に狭心症や心筋梗塞、脳卒中などにつながる恐れがあるため、継続的な治療が必要とされる。

高脂血症の原因は食生活にあり、食事指導が治療の第一義になる。

高脂血症や高血圧、糖尿病などの治療で、生活および食事指導が必要な場合、医者側は月１回に限り「生活習慣病管理料」を加算することができる。

生活習慣病管理料は、糖尿病、高血圧、高脂血症などの患者に対し、服薬、食事、栄養、運動、禁煙、飲酒など、生活全般について指導・管理を行うものだが、療養計画を出して、患者の同意・署名が必要になる。また、「高血圧」や「糖尿病」の項で出てきた「特定疾患療養管理料」の加算はできなくなる。

「生活習慣病管理料」が加算できるのは診療所と２００床未満の病院のみで、２００床以上の病院では加算されない。

生活習慣病管理料は、処方箋を出してもらった場合、糖尿病を主病とする場合は8000円、高血圧の場合は7000円、高脂血症は6500円。患者の自己負担は3割となる。

▼高脂血症の相場→月1回の通院での相場は約9000円。

痛風——発作を繰り返すうちに腎障害が進行するケースも

昔は貴族や富豪など、美食家がなる「贅沢病」といわれていた痛風だが、最近ではすっかり大衆化してしまった。風が吹いても痛い——それが病名の由来というが、足の親指や足首、膝の関節などに激痛が走る。痛風患者の9割は男性で、特に40代から50代の働き盛りの人に多く見られる。

そもそも痛風は尿酸の代謝異常。体内で尿酸が過剰に作られてしまうか、または腎臓の排泄能力低下によって体内に尿酸が蓄積して高尿酸血症となる。高尿酸血症は文字どおり血液中の尿酸濃度が高まっている状態で、激痛発作はその結果である。

通常、血液中の尿酸値は6㎎／dℓ未満だが、その数値が7・5㎎／dℓ以上になると痛風の前段階である高尿酸血症で、その約10％が痛風を発症するといわれている。

このように、尿酸値の高い人すべてが痛風発作を起こすわけではないが、尿酸が過剰に作られるのを抑える酵素が遺伝的に少ない人もおり、そういう人は肉類をちょっと食べすぎただけでも尿酸値が上がってしまう。何度も発作を繰り返すうちに尿酸が腎臓に沈着し、さらに腎障害が進行するケースも少なくない。

結局、痛風治療の基本は食事療法ということになる。暴飲暴食を避け、尿酸の原料となるプリン体を多く含む食品（えび、レバー、肉、大豆など）やアルコール（とくにビール）の摂取量を控えるなど、食生活の改善が必要だ。あわせて毎月1回、定期的に血液検査を受け、尿酸値を自ら管理していくことが重要となる。

その際にかかる検査料は5300円。再診料や処方箋料、薬代を含めて医療費は1回平均8500円、3割自己負担で2550円。年間3万600円。

いったん痛風になると、一生、薬（尿酸排泄剤や尿酸生成抑制剤）の投与と食事療法で尿酸値をコントロールし続けなければならない。また、糖尿病や動脈硬化、心筋梗塞などの病気を合併することがあるので、日ごろから自分の尿酸値を把握して、予防を心がけることが大切である。

▼痛風の相場→月1回の定期検査の医療費は8500円程度。

関節リウマチ――30〜50代の女性に多く、男性の約4倍

私たちがふだん意識せずに吸っている空気、毎日、口にしている水や食べ物には無数の細菌やウイルスが含まれていて、その中には人体に有害なものも少なくない。

しかし、それらが体内に侵入しても、必ず発病するとは限らない。それは、私たちの体に備わっている「免疫」によって生体防御反応が働くからだ。

免疫は、このように外から侵入する異物を排除しようとする。ところが、この免疫に何らかの異常があると、自分の体の組織や関節を異物と誤認し、攻撃を仕掛ける。これを「自己免疫疾患」といい、その代表的なものが「関節リウマチ」である。

日本の患者数は50万人とも100万人ともいわれ、発症するのは30代から50代の女性が多く、男性の約4倍に上る。

この病気は、手足の関節の痛みや腫れが主症状で、進行すると関節にある滑膜《かつまく》組織が破壊されて骨が変形し、さらに、目や皮膚、肺など全身に症状が表れることもある。リウマ

チの診断は、主にレントゲンと血液検査。レントゲンでは関節の腫れや変形、炎症などを調べ、血液検査ではリウマチ因子（抗体）の有無を調べると、リウマチの患者には、自分の生体を攻撃するその特異な抗体が検出される。

リウマチの痛みは関節の炎症によるもので、したがって、炎症を抑えれば痛みは軽減する。医者がリウマチの治療に消炎剤のステロイドを使うのはそのためだが、ステロイドはさまざまな副作用が起きるので長期の使用は避けたほうがいい。

このほかに免疫抑制剤などもあるが、免疫力が落ちて感染症にかかりやすくなったりと、これも副作用の危険性が高い。最近では、遺伝子工学的な手法で動物細胞で培養した生物学的製剤と呼ばれる新薬インフリキシマブが開発され、約8割の患者で関節破壊の進行が抑えられるなど、かなり治療効果の出ていることが報告されているのだ。

月1回の定期通院にかかる費用は、診察、検査、画像診断料などで約1万2000円。投薬料は別途で、新薬インフリキシマブには健康保険が適用されるが、それでも自己負担はかなりの高額になる。もっとも、関節リウマチは国が指定する難病の対象疾患なので、自治体に申請すれば公費の援助が受けられる。

ちなみに、インフリキシマブは点滴投与で1回の点滴に2時間ほどかかる。点滴を1回受けたら2回目は2週間後、3回目はその4週間後、4回目以降は8週おきにと、切れ味が鋭い分、感染症などの副作用の危険性があるため、投与には厳しい条件がつけられている。

関節リウマチは、治療が早ければ早いほど治癒する確率は高いが、進行すると関節が破壊されて運動障害が起こり、ひどい場合は寝たきり状態に陥ることもある。手足の関節にこわばりを感じたら、早い時期にリウマチ科のある病院の専門医にかかることをおすすめする。

▼関節リウマチの相場↓月1回の定期通院にかかる費用は約1万2000円。投薬料は別途。

◆主な疾患の入院期間と医療費

疾患名	平均入院日数（日）	医療費（円）
胃がん	28.5	約 121 万
肺がん	35.0	約 110 万
結腸がん	29.2	約 118 万
乳がん	20.2	約 82 万
急性心筋梗塞	9.4	約 218 万
狭心症	9.2	約 112 万
脳梗塞	38.1	約 116 万
脳出血	42.7	約 156 万
糖尿病	21.0	約 50 万
子宮筋腫	11.7	約 55 万

資料元：社団法人全日本病院協会

4章

「消化器系・泌尿器系の病気」の相場

十二指腸潰瘍——程度のいい十二指腸潰瘍は、開業医にはありがたい患者？

私も医者である。その医者の立場からいわせてもらえば、現代西洋医学でいちばん難しいのは「見立て」、つまり診断である。

診断は大学の講義の中で何十時間も教えられるが、それでも判断に迷うことがたびたびあった。いったん診断がつけば、治療法にはマニュアルがある。あとは経験と慣れを積むことで治療技術を熟練させていくことができる。

だから医者にとっていちばん困るのが、簡単に診断が出せない患者ということになる。とくに開業医など、自分のところで診断がつかないとよその病院を紹介しなければならない。そうなると患者は自分の手を離れていく。こういう場合、その患者が再び戻ってくることはまずない。

しかし、開業医にとってありがたい患者はいる。それは、手のかからない慢性病の患者である。高血圧に糖尿病、それと、この十二指腸潰瘍の患者あたりだろう。

程度のいい十二指腸潰瘍の場合、いったん診断を下してしまえばあとは投薬だけ。数カ月に1回、内視鏡の検査などをして、カルテには「新しい変化なし」とか、症状も「特に異常なし」「経過良好」などと英語やドイツ語で書いておくのだ。

この病気は胃の出口部分の十二指腸に潰瘍ができて、症状のひどい人は激しい痛みや出血を繰り返す。しかし、多くは健診などで見つかったり、胃潰瘍の検査を受けたら十二指腸潰瘍が見つかったという、ほとんど自覚症状のないケースも多い。

十二指腸潰瘍の原因として、まず挙げられるのが過度のストレス。本来は食べ物を消化するために分泌される胃酸が、自分の胃や十二指腸の粘膜を溶かしてしまう。健康な状態のときは、さまざまな防御因子が、胃酸の強い消化作用から粘膜を保護してくれている。過度のストレスがその防御因子を弱体化させるために潰瘍が起きるのである。

人間はストレスを受けたとき、交感神経が亢進《こうしん》するタイプと、副交感神経が亢進するタイプとがある。前者は血管が収縮するために血圧が上昇し、後者は胃酸の分泌が増進したりして消化器系にダメージを与える。潰瘍になりやすいのは後者のほうだ。しかし、それとは別の原因があることが最近わかってきた。

潰瘍が何度も再発する患者の場合、原因としてヘリコバクター・ピロリ菌という細菌の存在が考えられる。胃潰瘍患者のおよそ8割、十二指腸潰瘍患者の実に9割が、ピロリ菌に感染していたという症例もあった。

このピロリ菌の有無を調べる検査料は1500円ほど、ピロリ菌が見つかった場合、それを退治する薬代が1週間で6790円（ランサップ800）。ほかに内視鏡検査をすれば1万1400円。都合3回ほど通院したとすると、再診料や処方箋料などを含め、かかった医療費は総額は約2万円。自己負担（3割）で6000円程度というのが一般的な治療費である。

▼十二指腸潰瘍の相場→原因となるピロリ菌退治にかかる費用は、検査料を含めて約2万円（通院3回）。

胃潰瘍――もはや薬で治すのが当たり前。手術が必要なら……

胃潰瘍はストレスが原因とされる病気の代表だろう。それと今では、胃潰瘍、十二指腸潰瘍はまずピロリ菌を疑えといわれている。

これまで、胃の内部は強い酸性で細菌などは生きられないと考えられていた。ところがピロリ菌は、自らがアンモニアを出すことで酸を中和しながら生きていることがわかったのだ。このピロリ菌が棲《す》みついた部分は慢性的に炎症を起こす。だから、胃液の分泌を抑える薬で一時的には潰瘍が治ったように見えても、しばらくすると再発してしまうのである。

胃は内側から粘膜、筋層、漿膜《しょうまく》の三重構造になっている。この内側の粘膜が荒れたりして起こるのが胃炎。胃潰瘍は、粘膜よりもっと深い筋層、漿膜まで、ただれたりした状態をいう。

さらには胃穿孔《いせんこう》といって、潰瘍が胃壁を突き抜け、胃に穴があく。こうなると、激しい痛みに襲われる。そこまで症状がひどくなると、すぐに診断はつくが、初期の段階では胃炎とあまり変わらない。

診断は、まずレントゲンによる検査で、造影剤（バリウム）を飲み、発泡剤で胃を膨らませて胃粘膜の変化を診る。このレントゲン検査の結果、疑わしいものについて内視鏡、つまり胃カメラによる検査を実施する。

最近では、胃カメラも小型化して性能もよくなったために、はじめから内視鏡検査をする病院もある。ただ、多くの病院が型どおりに、まずレントゲンを撮って、異常があれば胃カメラをという手順を踏んだほうが、当然、診療報酬は多くなる。

内視鏡検査では、胃粘膜の写真を撮ると同時に潰瘍部分の組織片を採取し、その病変を顕微鏡で調べるのが一般的だ。これを生検（バイオプシー）といい、病変組織の中に悪性細胞が潜んでいないかどうかがわかる。

これらの検査にかかる費用は以下のようになる。

まず、内視鏡（胃カメラ）検査の技術料が1万1400円、そのほか、局所麻酔や胃の活動を抑制する注射など検査前処置費、フィルム代などで1万8000円。胃の組織の小片を切り取って病理学的に調べる生検の費用は別途で、内視鏡下の生検、病理組織顕微鏡検査、病理学的検査判断料など、合わせて1万3500円。これに、毎日の薬代が加算され、しめて約5万5000円、3割自己負担で支払いは約1万6500円になる。

胃潰瘍は薬で治すというのが現在では当たり前になっているが、1960年代の半ばくらいまでは胃を切除していた。今はもちろん胃潰瘍で胃を切り取ることはしないが、もし胃潰瘍と診断され、医者から「手術しましょう」といわれたら、それは「胃がん」の手術だと思っていい。

▼胃潰瘍の相場→内視鏡検査の場合、諸経費を含めて約5万5000円。

大腸ポリープ——やたら切ることを勧める医者には要注意

「今なら簡単な手術ですみます」

外科医の中にはしきりに手術を勧める人がいる。しかし「切り取る」のは、治療ということでいえば最終手段のはずである。

それがなかには、明らかに手術数を稼いでいると思われるケースも少なくない。これは最近、年間の手術数で病院のランク付けがなされていることと無関係ではないようだ。

むろん、すぐに開腹手術を受けなければならない症例もある。だが、今ここで問題にしたいのは、通常よく見聞きする、いわゆる一般的な「ポリープ」についてである。

日ごろから健康で病院などには縁のなかった人が、突然、医者から「ポリープがある」といわれたら、内心ドキッとするのが正直な反応だろう。そして、次に口をついて出るのは「悪性？　良性？」という言葉だろう。

しかし、ポリープなんて、長いこと人間やっていれば、体のどこかしらにできるものである。

確かにポリープの中には「がん化」するものもあって、一概に「大丈夫」とはいい切れないが、大腸ポリープで「腺腫《せんしゅ》」と呼ばれる良性腫瘍など、小さければ定期的に検査を受ける程度で、まず放っておいてもかまわない。

ちなみに、胃のポリープでも、がん化しない過形成性《かけいせいけい》ポリープというのがあるし、胆のうポリープなどその約9割がコレステロールのポリープで、急いで手術する必要はない。

では「切り取る」目安は、どのあたりにあるのか。

大腸ポリープの場合、5㎜以上の腺腫が目安になる。直腸にできる直腸ポリープが大腸のポリープの半数を占め、腺腫のケースが最も多い。しかし、ポリープが成長したり増加したりする過程で「がん化」することがあり、また病変が大きくなると出血することがあるので、がん予防の意味も含めて切り取るというのが大体の相場である。

切り取るといっても、開腹手術をして大腸の一部を切除してしまうわけではない。肛門から大腸ファイバースコープを挿入してポリープの根元にワイヤーをかけ、高周波電流を流してポリープだけを焼き切るのだ。この治療法を「ファイバースコープ下大腸ポリープ切除術（大腸ポリペクトミー）」と呼ぶ。

大腸ポリペクトミーの手順は「大腸ファイバー検査」と同じで、したがって入院しなくてすむ。それにポリープを切除する操作が加わると思えばいい。ただ、大腸ファイバー検査だけなら1万5000円程度だが、これに治療行為（切除術）が加わると、費用は一挙に跳ね上がり5万3600円になる。

このほかに、大腸の中を空にしておくための浣腸など術前の処置料やファイバースコープ用の特殊な光学フィルム代。さらに、胃潰瘍のところでも触れた、病理組織顕微鏡検査費用とその病理学的検査判断料などを含めて、合計10万円近くかかる。もちろん、健康保険適用なので自己負担3割でこれより安くなる。

もし、ポリープが「がん化」して腫瘍が広範囲に拡大し、開腹して大腸切除ということになると、当然、こんな医療費では収まらない。

大腸がんの根治手術で約1カ月入院した場合、その医療費は200万円近くかかる。いずれにしろ、冒頭でも触れたように、手術は最終処置だから、ほかの医者にも聞くべきで、いわゆるセカンドオピニオンにかかることが大切である。

▼大腸ポリープの相場↓手術するかどうかの一つの目安は、5㎜以上の腺腫。

コラム　基本的に保険が利かない「セカンドオピニオン」。その費用の相場は？

同じ病気でも、治療の選択肢はいくつもある。がんを例にとれば、手術、抗がん剤、放射線、この3つの治療法の組み合わせ、などがある。外科、内科、放射線科などの診療科によっても治療方針が違う。もし仮に、手術が最善とされる病状であっても、高齢だったり、糖尿病や心臓の病気がある場合では判断が違うことも。

患者としては、今かかっている主治医とは別の意見も聞いてみたい。病気が重ければ重いほど、そうした思いが強くなるのは当然のことだろう。

セカンドオピニオンは、日本ではこの10年の間に広く知れ渡るようになった。06年4月の診療報酬改定で、セカンドオピニオンのための紹介状を書くと500点の診療報酬（検査データなどの情報提供料5000円）がつき、保険適用が認められた。ただ、血液などの検査データのコピー代、レントゲン画像のフィルム代は実費。

一方、セカンドオピニオンに応える側の医療機関についてだが、公的医療保険では今のところその費用は定められてはいない。これまで多くの病院が初診料や画像診断料などでまかなってきたが、通常の外来診療で対応するには限界がある。そこで保険外（自費診療）で、専用の「セカンドオピニオン外来」を開設するところが増えてきた。

セカンドオピニオンを聞きたいという患者は病状が深刻なケースが多く、説明にも時間がかかり、医者も専門知識が必要だ。完全予約制で費用は全額自己負担。ある国立病院の場合は30分1万5000円で、30分延長ごとに3150円。また、別の大学病院は1時間3万1500円かかる。

セカンドオピニオン外来では、新たな検査や治療は行わない。受診するには、原則として主治医の紹介状、血液や画像などの検査データが必要。検査データなどを出し渋るようなら、そのことだけで「信頼できない医者・病院」ということになる

ちなみに、セカンドオピニオンを求めるときに注意したいのは、まったく別系列の病院を選ぶということである。大病院の医者は特定の医大出身者で占められていることが多く、同じ系列の病院だと、似たような結論になりがちだからだ。

※セカンドオピニオン・ネットワークのホームページ（http://www.2-opinion.net/）

※国立病院機構のホームページ（http://www.hosp.go.jp/second.html）

B型肝炎――血液や体液などを介して感染する怖い肝炎

肝臓は、消化を助ける胆汁《たんじゅう》を作ったり、吸収した栄養分を貯蔵し、必要に応じて血液中に送り出す「代謝機能」をつかさどる。また、アルコールや薬物、体内の有害物質を分解して取り除く「解毒機能」を持つなど、肝臓は私たちの生命の維持に不可欠な重要な働きをしている。肝臓が炎症を起こす肝炎は、その経過によって急性肝炎と慢性肝炎があり、放置すると肝硬変、肝臓がんへと進行することがある。

肝炎といえば、酒飲みの病気「アルコール性肝炎」を思い出す人も多いだろうが、その多くは肝炎ウイルスの感染によるものだ。ウイルス性肝炎は、その原因となるウイルスの違いからA型肝炎、B型肝炎、C型肝炎、D型肝炎、E型肝炎の5種類に分類されているが、日本では主に、A型、B型、C型、E型の4種類。このうち、A型肝炎とE型肝炎は食物による感染が多く、急性肝炎を起こしたあとは薬剤と入院安静などで完全に治ってしまうため、さほど怖い病気ではない。

問題はB型肝炎とC型肝炎である。慢性肝炎全体に占める比率は、B型肝炎が15%、C型肝炎が80%といわれる。B型、C型ともに血液や体液などを介して感染し、急性肝炎から慢性肝炎へと移行しながら肝臓の機能が徐々に低下していく。やがて肝硬変、肝臓がんに進行する可能性の高い、命に関わる病気である。

肝臓が正常に機能しているかどうかは、血液中のGOT、GPTの数値を調べることで診断ができる。このGOT、GPTは血液中に常に一定の量が出ているが、人体の臓器や組織が損傷すると、その量が増加してしまう。なかでもGPTの数値は、肝細胞の変性や壊死に敏感に反応するので、肝臓の病気の診断に有効な検査となっているのだ。とくに、B型肝炎ウイルスに感染しているかどうかを診断するにはHBs抗原、HBs抗体の検査を行う。HBs抗原・抗体ともに陽性だと、ウイルスが体内に存在し、同時に免疫反応によって肝細胞が破壊されていることを意味しているのだ。

日本の場合、B型肝炎ウイルスは出産時に母親から子どもへと感染する「母子感染」がほとんどを占めていた（一部に「父子感染」もある）が、公費負担による予防が始まった1986年以降、この母子感染は大きく減少した。それでも全国で、B型肝炎ウイルスに感染している人（キャリア）は170万人といわれており、そのうちの約2割が慢性肝炎になり、その一部が肝硬変、肝がんへと進行する。

Ｂ型肝炎は治療してもウイルスを完全に排除できないので、ウイルス量を減らすことを第一の目標に抗ウイルス薬を服用する。抗ウイルス薬の服用を途中でやめると、ウイルス量がすぐに増えるため、服用を始めたら一生続けることになる。

▼Ｂ型肝炎の相場 ➡Ｂ型肝炎ウイルスに感染している人は全国で１７０万人とも。

C型肝炎——肝炎の中で最も患者数が多く、肝硬変などに進む危険性も

C型肝炎は主に血液を介して感染する。肝炎ウイルスに汚染された輸入血液製剤による感染が大きな社会問題になったが、フィブリノゲン製剤を使用された多くの人がC型肝炎ウイルスに感染しているのだ。

手術で輸血を受けた人や、予防接種や病院内での注射針の使い回しなど医療行為で感染した例が大半を占め、薬害、医療過誤事件として、国および厚労省の責任、医療行政のあり方が厳しく問われたのは周知の事実である。

この薬害C型肝炎は、提訴した患者の全員救済は決まっているが、新たにフィブリン糊《のり》による感染が問題になっている。フィブリン糊は、血液製剤フィブリノゲンにほかの複数の薬品を混ぜて作り、手術時の縫合《ほうごう》や止血用などに使われた。

問題は、このフィブリン糊を患者側が使われたことに気づかないでいることだ。主に1981年から87年にかけて、推計7万9000人に使用したとされているが、用途が広

く患者の被害調査はかなり遅れている。

現在、C型肝炎ウイルスに感染している人は全国で約200万人と、肝炎の中でも患者数が最も多い。また、C型肝炎は、肝硬変、肝不全、肝臓がんなど、命に関わる病気へ進む危険性も高い。しかも、国内で年間3万5000人が死亡する肝臓がんの8割以上は、C型肝炎が原因とされているのだ。このため、年々増加する肝臓がんの発症を防ぐには、C型肝炎の治療が不可欠というわけである。

治療法とその効果は、ウイルスの遺伝子型（タイプ）とウイルスの量が関係する。日本人のウイルスの遺伝子は1型（1a型、1b型）と2型（2a型、2b型）に分かれ、患者の割合は1b型が70％、2a型20％、2b型10％ぐらいだという。肝炎の治療に最も有効とされるインターフェロンだが、日本人にいちばん多い1b型の患者では7％程度の人にしか効果はなく、ウイルス量が多いと、さらに治療が困難になるというのだ。

ところが、最新の標準治療であるペグインターフェロン（注射）とリバビリン（内服）の併用療法で、1型の患者の50〜60％が改善し、難治性の1b型のウイルスでも駆除率は30％近くまで上がる。なかでも2型では、90％の人に効果があったという。

ペグインターフェロンは、これまでのインターフェロンを改良して週1回の注射ですむようにした薬剤で、週3回注射が必要だった従来の治療法に比べ、患者の負担も少ない。そして、ペグインターフェロンとリバビリンの併用療法は2004年12月に健康保険が適用されるようになった。

さらに、2008年4月からは、C型肝炎の根治を目的にしたインターフェロンの治療に医療費の助成も始まった。これまで1カ月に7~8万円だった治療費が、薬剤費、診療費、入院費などの自己負担の上限が月額1~5万円（世帯の収入によって3段階に分けられている）に定められ、患者の負担が軽くなったのである。

▼C型肝炎の相場→最新のペグインターフェロンとリバビリンの併用療法でウイルス駆除率が著しく向上。

腎炎――慢性腎不全になると治療法は腎移植か人工透析かに

糖尿病や腎炎が進行すると腎臓の機能が障害され慢性腎不全へと移行する。腎臓の機能が低下すると体内で不要になった老廃物や余分な水分を体外に排出できなくなり、尿毒症を起こす。

全身がむくみ、循環器系、消化器系、神経系などにさまざまな症状が出現し、そのまま治療を受けなかったり、病状が進めば必ず死に至る。

年間の死亡者数１万７０００人を超える慢性腎不全、その治療法は腎臓移植と人工透析しかないのである。

まず腎臓移植だが、わが国では年間１０００例にも満たない。腎臓の移植治療は健康保険の適用となってはいるものの、何しろドナー（臓器提供者）が少ないのだ。先ごろ、がん患者などからの「病気腎移植」が問題になったが、日本の腎臓移植は、全国で人工透析を受けている約23万人の要望に応えられるような状況にはない。

ちなみに、腎臓摘出術が16万3000円、その腎臓を腎不全患者に移植する死体腎移植術が74万8000円、生体腎移植術が40万円と定められている。むろんこのほかに、ドナーと自分の入院費や検査料、差額ベッド代、食事代などが別途かかる。

現在のところ、慢性腎不全の患者の頼みの綱は人工透析ということになる。全身の血液をいったん体の外へ出し、透析装置で体内の血液に含まれる老廃物や水分を濾過《ろか》し、浄化した血液を再び体内に戻すというもの。つまり、これまで腎臓が果たしてきた役割を透析装置という機械に頼るわけだ。

病気の進行状態にもよるが、1回4時間の透析治療を週に2、3回、なかには2日に1回透析する人もいる。

この人工透析のおかげで社会復帰も可能になったとはいえ、透析の準備、後始末、通院時間などで透析の日は1日がかり。透析患者は健康な人と同様の勤務を続けることはできない。

さて、その治療費だが、週3回通院して4時間未満の人工透析を受けたとして、1カ月にかかる医療費の総額は約45万円。その内訳は透析処置料が1回2万1170円（週3回×4週で月25万4040円）、透析液や凝固抑制剤など消耗剤の費用が18万7450円。

ほかに再診料、処方箋料などで、3割自己負担の場合、1カ月13万5000円で年間162万円になる。

ただし、自治体によっては助成制度もあり、さらに自己負担が軽減されるケースもある。

▼人工透析の相場

↓週3回の通院で自己負担は約13万5000円。ただし自治体によって、自己負担が軽減されるケースもある。

胆石症——胆のう結石の80％程度は無症状だが……

胆石の診断など消化器系の病気を専門に診ている医者にとって、超音波（エコー）検査ほど重宝《ちょうほう》なものはない。これにCTによる画像診断が加われば、もう、誤診などあり得ないといわれるほど頼りになるらしい。

胆石はその結石ができる場所によって、胆のう結石、肝内結石、総胆管結石とに分かれる。胆のう結石は胆のう内にできた結石で、胆石の80％を占めるが、ほとんどが無症状のため「サイレント・ストーン」と呼ばれ、健康診断などで偶然に見つかることが多い。

ただ、胆のうに炎症が起こると、激しい腹痛や発熱などの症状が現れる。肝内結石は胆のう結石と同様、多くは無症状だが、発熱や黄疸が現れることがある。

総胆管結石は、多くの場合、腹痛や発熱、黄疸などの症状が現れ、その結石が十二指腸への出口付近に詰まると「疝痛発作《せんつう》」と呼ばれる激しい痛みに襲われる。さらに、結石が主膵管《しゅすいかん》（膵臓でつくられた膵液の通り道）の出口を塞いでしまうと、急性の膵炎を起こして、放置していると命に関わることもある。このほか、敗血症を起こす危険性がある急性胆管炎など、総胆管結石は命に関わる合併症を起こすことがある。

胆石症では、診断だけでなく治療法の進歩も著しい。これまで、胆石がごく小さいものだと内科的に薬で胆石を溶かして利尿剤で体外へ排出するやり方と、手術で胆のうを摘出してしまう外科的療法だった。これに、内視鏡を用いた新しい治療法が加わったのだ。

内視鏡による治療は入院期間が短く、職場などへの社会復帰が早くできるといった利点がある。内視鏡は口から十二指腸へ挿入する方法と、腹部にあけた小さな孔《あな》からファイバースコープなどを挿入する腹腔鏡治療がある。

結石のある胆のうは、ほとんど正常に機能していないため、その多くは胆のうを摘出してしまう。腹部に3カ所、小さな孔をあけて腹腔鏡を入れ、胆のうを切除して体外に摘出する。

肝内結石の場合、肝内胆管のどこに結石があるかによって治療法は異なる。内視鏡治療のほか、腹部を切開する外科療法、体外から衝撃波を送り結石を破砕する体外衝撃波結石破砕療法《たいがいしょうげきはけっせきはさいりょうほう》などがある。

総胆管結石では、口から十二指腸まで内視鏡を挿入して石を取り除く。総胆管結石には腹腔鏡治療は適用されない。

胆石症の診断料は、超音波検査5300円、CTスキャン1万5000円、ほかに再診料、CTスキャン診断料、CT用フィルム代などで合計約4万5000円。診断の結果、腹腔鏡で胆のう摘出術を受けた場合、手術そのものは20万3000円で、入院2週間で合計約56万1000円。保険適用で自己負担額（3割自己負担の場合）は16万8300円になる。

さらに、高額療養費の払い戻しを受ければ自己負担限度額を超える額は還付される。

▼胆石症の相場

↓入院期間が短く、社会復帰も早い腹腔鏡での胆のう摘出手術の場合、約56万円。

コラム

家計の医療費負担を軽減する「高額療養費制度」とは

重い病気などで病院などに長期入院したり、治療が長引く場合には、医療費の自己負担額が高額となるため、家計の負担を軽減できるように、一定の金額（自己負担限度額）を超えた部分を払い戻す制度がある。

少しややこしくなるが、一般的な高額療養費の計算式を紹介すると、以下のようになる。

「8万100円＋（食事療養費を除いた医療費総額－26万7000円）×1％＝自己負担限度額」で、これ以上かかった費用は、請求すれば返してもらえる。

前項の胆のう摘出手術のケースで計算するとこうなる。

「80100円＋（561000円－267000円）×0・01＝83040円」

自己負担額16万8300円から限度額8万3040円差し引いた金額が払い戻される。168300円－83040円＝85260円で、請求すれば8万5260円が還付金として戻ってくる。実際に還付金を受け取るまでには3〜4カ月かかる。

尿路結石——ひどくなると腰や背中、腹部に猛烈な痛みが

腎臓、尿管、膀胱に結石ができる病気を総称して尿路結石という。結石ができても、それが動いたり大きくならなければあまり問題はない。しかし、尿の流れを塞《せ》き止めたり、尿管に引っかかったりすると、腎機能は低下し、腰や背中、腹部にかけて猛烈な痛みに襲われる。

石が直径5ミリ以下の小さなものなら、薬などで排石を促す内科的な治療を行う。レントゲン検査や超音波検査で石の所在と大きさを確認し、とりあえず鎮痛剤を服用して水分を多く摂ることで自然排石が期待できる。石がそれ以上の大きさになると、自然に排出することは困難なため、手術の適用となる。

以前なら、開腹手術や背中からメスを入れて結石を取り出していた。それが今では、体の外側から強い衝撃波を当て、そのエネルギーで石を砕く「体外衝撃波結石破砕術」という治療法が広く用いられる。治療は1回1時間程度で、石が大きすぎたり、破砕されにくく

い場合、これを数回行う。

体外衝撃波結石破砕術は診療報酬点数表で1万6300点、つまり16万3000円と決められている。この点数には、破砕術に関連した一切の診療行為である血液検査、生化学的検査、微生物検査、画像診断などもすべて含まれる。

通常、石が破砕されるのには数回かかるが、この治療費16万3000円は、破砕術の実施回数には関係ない。だから病院としては、なるべく少ない回数で結石破砕を成功させなくてはならないのだ。

この治療法は通常3、4日の入院ですむ。全国で約1000台の結石破砕機が稼働しているが、機械技術の進歩で、最近では日帰り治療ができる医療施設もある。

衝撃波による破砕術が適応する目安は、石の直径20ミリまで。大きさがそれ以上になると、背中から腎臓に向けて孔を開け、内視鏡によって石を除去する「経皮的尿路結石除去術《けいひてきにょうろけっせきじょきょじゅつ》」という外科手術になる。しかし、この内視鏡による除去術は診療報酬の点数が1万5200点と、破砕術より安い。

ところがこれにはちょっとしたカラクリがある。破砕術治療の入院日数が3、4日と短いのに対し、内視鏡による除去術では入院期間が10日から2週間ほどかかる。つまり、入院費や差額ベッド代などの入院加算料、投薬・注射料といった金額が余分にかかってくるというわけだ。直接、治療に関係する医療費は診療報酬で決められているが、患者の入院期間や差額ベッド代は医者および医療機関の自由裁量なのである。

▼尿路結石の相場

→体にメスを入れない「体外衝撃波結石破砕術」は何度行っても16万3000円。

痔――日帰り手術も可能になったが……

日本では男性の8割、女性で3割が痔を抱えているといわれるほど身近な病気だが、疾患の場所が場所だけに診察をためらう人がけっこう多い。肛門には網目状に静脈叢が存在するが、人が立ったり座ったり歩いたりする生活では地球の重力も関係して、静脈叢がうっ血する。痔が四足歩行の動物にはなく、人類が二足歩行と引き換えに背負ったものといわれるのもそのためである。

まず日本人に多いのは、肛門の静脈がうっ血して起こる痔核《じかく》（いぼ痔）、次に肛門のまわりが切れる裂肛《れっこう》（切れ痔）、そして直腸と肛門の境目に膿《うみ》がたまる痔瘻《じろう》（あな痔）の順だ。痔瘻以外、あわてて手術する必要はないといわれているが、最近では新しい治療法が開発され、短期入院での手術や日帰り手術が可能になった。

最新レーザー治療の「ICG併用レーザー療法」では、前もって痔核にレーザー光線を吸収する「ICG（インドシアニングリーン）溶液」という特殊な薬剤を注射し、その部分だけをレーザーで焼灼凝固《しょうしゃくぎょうこ》させる治療法。従来の痔核の手術は、痔核に血液を送っている動脈を縛る手術（結さつ切除術）で10日から2週間の入院が必要だったが、痔核を切除しない最新のこの手術は簡単だし、5日程度の入院ですみ、公的健康保険も使える。

また「PPH法」という新しい治療法は、痛みのある脱出した部分を切除するこれまでの手術とは違い、痛みのない内痔核だけを切り取り、下がっている痔核を吊り上げるという手法。そのために手術後の痛みが大幅に軽減されるが、今のところ公的健康保険は使えない。

痔を専門とする診療科は「肛門科」だが、評判のいい大病院などは患者が殺到し、予約してから手術まで1、2年待ちの状況だ。その一方で、町の専門病院は自由診療を建前とするところが多く、1週間前後の入院で治療費は50～60万円以上という施設が珍しくない。

さらに最近は、医療機器や技術の向上により、患者の身体的負担が小さくなったこともあって、痔の手術は日帰りや短期入院が普及しつつある。

▼痔の相場→自由診療を建前とするところが多く、1週間前後の入院で50～60万円以上になることも。

❺章

「呼吸器系・その他の病気」の相場

風邪とインフルエンザ——処方される数種類の薬代の実際は……

風邪のほとんどはウイルスが原因で、その種類は400以上にものぼる。風邪の主な症状は鼻水、くしゃみ、咳、発熱、頭痛などだが、子供の場合は、嘔吐や下痢をともなうことも珍しくない。

風邪は引き始めが肝心といわれているように、少しでも風邪の症状が出たら、体を温かくして十分に休息を摂ること。発熱があると脱水症状を起こしやすいので水分は小まめにとり、湿度を60%前後に保ち、定期的に換気をする。

しかし、38～39℃の高熱が続いたり、倦怠感や食欲不振、痰などの症状が出たら要注意。インフルエンザやほかの病気の心配があるので、医者を受診する必要がある。風邪をきっかけに起こりやすい病気は、肺炎のほかに急性中耳炎、副鼻腔炎《ふくびくうえん》などがある。

風邪の細菌が耳管から侵入して中耳に感染すると、中耳に分泌液がたまり、急性中耳炎を起こす。副鼻腔炎では、発熱のほか、黄色っぽいどろっとした鼻汁が出たり、鼻に痛みを感じて頬が腫れたりする。これらの症状が表れたら、抗生物質の投与などの治療が必要になる。

インフルエンザは、冬から春にかけて流行する感染症だ。インフルエンザのウイルスは人の咳やくしゃみなどの飛沫《ひまつ》感染によって流行が拡大する。一般に、鼻や気管などの上気道に侵入したウイルスが1～2日ほどの潜伏期間を経て増殖し、突然、急激な悪寒《おかん》や38℃以上の高熱を出し、筋肉痛、関節痛、倦怠感、食欲不振などの症状が出る。重症になると数日間、起き上がれないこともある。

風邪と同様にインフルエンザも、症状を抑える対症療法的な薬はあるが、完全に治す特効薬はまだない。

現時点では、安静、保温を心がけ、体に負担がかからない程度に栄養を摂ることに勝る特効薬はないのだが、それでは医者は経営が成り立たないし、患者も納得しない。そこで、対症療法薬や抗生物質など、数種類の薬が処方されることになる。ある意味、医者で処方される数千円の薬代は、安心代なのである。

インフルエンザの場合、予防ワクチンの接種が一般的だが、問題もある。まず、1回3000～5000円もかかる接種費用の問題だ。しかも、すべての人に効果のあるワクチンは存在しない。インフルエンザの予防接種といえば、年に2回、学校などで集団義務接種されていたが、10年以上も前に廃止されている。予防注射をすれば病気にはかからないというデータは実は皆無だった。また、インフルエンザの治療薬タミフルには重大な副作用があるともいう。

タミフルを服用した子供がマンションから転落する事故が続いて、タミフルが異常行動を引き起こす原因になっているのではないかと問題になった。しかし、厚生労働省の見解は「タミフルが異常行動を引き起こすのではなくインフルエンザが引き起こすのだ」というものだった。

インフルエンザワクチンの使用量は増えても、感染者の数はいっこうに減らない。予防注射を打っても、インフルエンザはかかる人はかかってしまうのである。

▼インフルエンザの相場➡3000～5000円が相場の予防接種の効果には疑問の声も。

気管支喘息《ぜんそく》――いまでも年4000人近い患者がこの発作で亡くなっている

肺に空気を取り入れる、口、鼻孔《びこう》、咽頭《いんとう》、喉頭《こうとう》、気管、気管支を総称して気道と呼ぶ。この気道の内側は粘膜に覆われていて、空気とともに吸い込まれる花粉やホコリ、ゴミ、さらに目には見えない細菌やウイルスなど、体にとって有害なそれらの物質を捕らえて排除する働きをしている。

つまり、咳や痰などは、体内に侵入した異物や細菌を外へ出そうとする生体の反応であり、大事な仕組みなのである。

喘息を起こす人の気道の粘膜は、こうした刺激に対して過敏性が強く、慢性的な炎症を起こした状態になっている。そのため、健康な人なら反応しないようなわずかな刺激に対しても、敏感に反応してしまう。

この反応が起きると、気道の主に気管や気管支の筋肉がけいれんして収縮したり、粘膜がむくんだり、粘膜からの分泌物が急激に増えたりするために、気道の内腔が狭くなって息切れや喘鳴《ぜんめい》（呼吸するたびに気道がゼイゼイと雑音を発する）などの、いわゆる「喘息発作」を起こす。

喘息発作の苦しさは患者でなければわからないとよくいわれるが、特に夜間、たびたび襲う発作で患者は眠ることができずにみるみる衰弱していき、そばで見ていても辛くなる。発作がひどくなると、命に関わることもあるのだが、患者も家族も、時には、医者までもが喘息を軽視している傾向がある。3時間待ちの3分診療、薬の処方を出して終わりという治療では患者は救われない。実際、毎年4000人近い患者が喘息発作で死亡している。その9割弱は60歳以上の高齢者だが、喘息とは怖い病気なのだ。

喘息を悪化させない、喘息によって命を落とさないためには、発作を防ぐことが何より大切である。それには、なぜ発作が起きるのかを理解しておく必要がある。

喘息を起こす原因として最も多いのは、アレルギーを起こす物質「アレルゲン」が気道に入ったときだ。大人の喘息の約60％、小児の喘息では実に90％以上がアレルギー性のものだといわれている。その原因アレルゲンが何かは、人によって異なるが、ダニやホコリ、それに食べ物と食べ物に含まれる添加物など多岐にわたる。また「ウイルス（インフルエンザウイルスなど）感染」、急激な気温の低下（5℃以下）よる「冷気」、さらに「粉塵《ふんじん》」「排ガス」「喫煙」など、気道の感染や刺激性物質の吸引が発作を引き起こす誘因となる。

このほか、特に注意が必要なのが薬剤が発作の誘因となるケースである。血圧降下薬の中には気管支を収縮させる作用があり、非ステロイド系抗炎症薬（アスピリンなどの解熱鎮痛薬）は、重い発作を引き起こすことがあるので注意が必要だ。

喘息の治療としては、その原因をまわりから取り除くことは難しいため、発作が起きたときにどう対処するかということに重点が置かれ、気管支拡張薬を用いて呼吸を楽にするといった「対症療法」だった。しかし、喘息は気道の慢性的な炎症が原因だから、この炎症を治療しない限り、発作を繰り返すことになる。

最近では「吸入ステロイド薬」を使って、発作が起きる前から気道の炎症を抑える治療を行い、炎症の慢性化を防ぐ方法が採られている。ステロイド薬というと、すぐに副作用が問題にされるが、吸入ステロイド薬は、内服や注射で用いるステロイド薬とは異なり、気道への局所的な吸入治療薬として作られているため、肝臓で速《すみ》やかに分解され、深刻な副作用が起きることはまずない。

▼気管支喘息の相場→「吸入ステロイド薬」で、炎症の慢性化を防ぐ方法が一般的。

肺炎――がん、心臓病、脳卒中に次ぐ日本人の死因の第4位

「なぜ、もっと早く病院に来ないの。肺炎の一歩手前ですよ」

よく見聞する、風邪などをこじらせて医者に叱られるシーン。確かに、肺炎は治療を怠ると怖い病気である。今も、がん、心臓病、脳卒中に次いで、肺炎は男女とも日本人の死因の第4位を占めている。

とくに、子供や高齢者など、抵抗力が弱い人がかかりやすく、なかでも4歳以下の幼児では死亡原因のトップとなっているのだ。

肺炎は、細菌やウイルスの感染によって肺が炎症を起こす病気だ。肺などの呼吸器は、空気中の酸素だけでなく、ホコリや病原菌なども一緒に吸い込んでいるが、普通は外敵から身を守る免疫機能のおかげで病原菌の感染を防いでいる。しかし、風邪などで気管支の機能が低下すると、病原菌が肺胞《はいほう》にまで侵入し、さらに、病原菌の感染力に免疫力が負けると炎症が広がってしまう。

肺炎では一般的に38～40度くらいの高熱が出て、胸の痛みを伴う激しい咳と、粘り気のある痰が出るのが特徴である。そして病気が進むと、肺の炎症部分がさらに広がって酸素不足を起こし、呼吸困難から死に至ることも少なくない。

ただ、老人の肺炎では、熱の症状が表れにくいこともあり、そのために発見が遅れて死亡する症例が多い。とくに、糖尿病などの持病を持っている人や、飲酒の習慣のある人などは体の抵抗力が低下しやすいため、風邪をこじらせると肺炎を起こしやすい傾向にある。

重症の肺炎になると入院が必要になる。肺炎の原因菌を調べる検査を受け、症状が改善するまで最低でも1週間くらいは入院しなければならない。

重症の場合、1週間の入院でかかる医療費は単純計算で約28万円（検査料、投薬料、注射料、画像診断料、処置料、入院加算料、食事療養費など）、3割自己負担で約8万4000円になることも。これに食事療養費の自己負担分、差額ベッド代を加えると総額約11万円。なお、高額療養費制度で限度額を超えた分の費用は、請求すれば返してもらえる。

▼肺炎の相場→重度の肺炎になると、1週間の入院で30万円近くになることも。

結核――「過去の病気」だったのが復活の兆し

人類の歴史は感染症との闘いでもあった。21世紀の今も、思いがけない感染症がはびこり、社会を混乱に陥れている。有効な抗生物質が発見され、日本ではすでに「過去の病気」と思われていた結核も、結核菌そのものはいたるところに存在し続けていたのだ。

一般市民ばかりか医者までも「結核は撲滅されたもの」と思い込んでいるから、結核の診断が遅れ、気がついたときは手遅れだったということも少なくないのだ。

戦後まもなくは、結核による死亡者は、昭和26年に脳卒中に首位の座を譲るまで第1位であった。その後は、十指にあまる抗結核薬が開発され、結核は「治る病気」となって死者の数は減り続けたのである。しかし、21世紀になって、結核の感染者も死者も増加に転じた。現在、日本の感染者数は約4万人、死者は年間2500人と、決して少ない数ではない。

結核は免疫力の下がっている高齢者の患者が多いのだが、なかには学校の先生が感染、教室で授業を受けた生徒たちに伝染するといった事態が発生したことも。また、最近の若い人たちは、カラオケボックスやゲームセンターなどの狭い空間に集団でいる機会が増えたせいか、感染のリスクも増えているようだ。

結核菌は細菌で、結核にかかった人の咳やくしゃみによって空気中にまき散らされ、これをほかの人が吸い込んで感染する「空気感染」のため、防止するのは難しい。感染を受けても、抵抗力があれば、体内で菌が増殖を始める前に体外へ出され、発病には至らない。

多くの日本人が子供のころのBCG接種で、あらかじめ持っている免疫が有効に働いて、結核菌の増殖を止めてしまう。しかし、それでも体が弱って抵抗力が落ちていたり、体内に侵入した菌の量が多いと、結核菌は病巣を作り、増殖を始めるのである。

潜伏期間は約半年から1年と長く、この間、ほとんど自覚症状がない。初期症状も咳や痰、発熱、倦怠感、食欲不振など、風邪の症状とほとんど同じなので、見過ごされてしまうのだ。

なかには、感染してから十数年経って、免疫力が弱ったころに発病することもあるので、ストレスや過労を避けるなど、日ごろから免疫力を落とさない生活習慣を心がけることが大事である。

結核は幼児を除いてほとんどの人が陽性だが、免疫力が弱くなると発病する。特に、重症になると周囲の人に感染させてしまうので専門の病棟に入院するが、細菌検査で排菌するほど重症でなければ抗結核薬を服用しながら、通院で治療することも可能になった。月に2回程度通院して抗結核薬は毎日服用するが、結核は医療費の助成を受けられるので、自己負担は薬と検査にかかる費用の5％ですむ。

咳や発熱が14日以上経っても治らないときには、ただの風邪とは考えずに気管支炎か肺炎、あるいは結核をも含めた呼吸器系の病気の可能性が高いので、病院を受診することをお勧めする。

▼結核の相場→医療費の助成を受けられるので、薬と検査にかかる費用が5％の自己負担ですむ。

アトピー性皮膚炎――ステロイド処方の心配される副作用の実情は？

書店の健康医学書の書棚をのぞくと、がんに次いで、糖尿病、高血圧などと同じくらいの数の「アトピー性皮膚炎」の本が並んでいる。

しかし、それがほかの本と違うのは「アトピーが消えた」といった類の民間療法の本が多いことである。民間療法が繁盛しているということは、アトピーが現在の西洋医学では「治りが悪い」「治療が難しい」ということでもある。

むろん、町の皮膚科も繁盛している。アトピー性皮膚炎に効くという独自の塗り薬を処方するクリニックでは、待合室の陳列ケースの中に、化粧品、石鹸、シャンプー、衣類、食品、お菓子、飲料水と、アトピー関連商品が所狭しと置かれていたりする。

医者のなりてがなく閉鎖や休診に追い込まれる診療科がある一方で、アトピー性皮膚炎やアレルギー性鼻炎など、アレルギー性疾患の蔓延《まんえん》で皮膚科や耳鼻科は大盛況だという。

ただ、民間療法の中には科学的根拠のない、いかがわしいものも多いので十分に気をつけなくてはいけない。

かつて東京都の弁護士らが「アトピービジネス被害者110番」を開設したところ、6時間で130件もの相談が寄せられたという。その中で民間療法に対する苦情と同じぐらい電話が多かったのが、ステロイド剤の使用と副作用についての相談だった。

ステロイドについては、近年、副作用のみが強調されているきらいがある。そのため、ステロイドは怖い薬だと思い込み、ステロイドをやめてしまって症状がかえって悪化したという例も増えている。アトピー治療には、その優れた薬理作用から、現状ではステロイドに勝る薬はないと私は思っている。ステロイドは多種で、その作用も強いものから弱いものまであり、使用期間、使用量によって薬の効果は異なる。

問題は、医者によって処方にバラツキがあることだ。私も皮膚科の医者何人かに聞いてみたが、ステロイドの処方にマニュアルなどはなく、医者の裁量にまかされているという。ということは、その医者の経験や判断力によって差が出てくるのである。

▼アトピーの相場↓副作用が強調されるステロイドの処方も、医者の経験や判断力によって効果に差が出る。

❻章

「歯科治療」の相場

◇コンビニより多い歯科医院が引き起こす問題

現在、日本の歯科医は約9万5000人。歯科医院の数は約6万7000軒で、コンビニエンスストアの総店舗数4万1000軒を大きく上回っている。

コンビニなどは、その数が増えて競争が激化するほど、各店舗の設備やサービスの質は向上する。だが、少子化に加えて、むし歯が減って患者の数が頭打ちの歯科では、歯科医師数の増加による競争激化が過剰診療を招くなど、逆に歯科医療の質の低下を招いている面がある。

歯科医院の収入を左右する要素は、治療用の診療用ユニット（椅子）と医療スタッフの数、それに診療時間とされ、1台の診療用ユニットで1日に診療できる患者の数は10人から、せいぜい15人までといわれている。

ある開業医の例で、仮に1人当たり保険診療500点（1点は10円）の治療をしたと想定して、2台のユニットで1日に25人を診て、1カ月に20日間働いたとすると25万点、5000円×25人×20日で1カ月250万円の売上になる。

ここから家賃30万円、医療機材や内装費のローン返済30万円、リース料10万円、材料・薬剤費15万円、技工代25万円、光熱水費10万円、スタッフの人件費50万円……などなどを支払うと、手元に残るお金はわずか。開業歯科医の平均的な収入は、一般にいわれているほど高収入ではなく、せいぜい上場企業の中間管理職程度である。

その上、患者減少と競争激化による長時間労働、収支の悪化による雇用条件の悪さから、多くの歯科医院では、スタッフの確保に汲々《きゅうきゅう》としている。さらに、現行の健康保険制度の問題もあり（後述）、真に患者のためになる医療サービスを提供するのは簡単ではない。

医業収入には「保険診療」と「自費診療」とがあるが、歯科では被《かぶ》せる冠や詰めもの、入れ歯など一部の診療に「混合診療」が認められている。そこで収入確保のために重要になってくるのが自費診療で、「自費率アップ」をはかる開業医も少なくない。

最も一般的なむし歯治療を例に挙げると、むし歯で欠けた部分に詰め物をしたり、被せたりする歯冠材料に、保険が適用されるレジン（合成樹脂）ではなく、より耐久性にすぐれた金合金や白金加金、より自然な感じのメタルボンド（金属にセラミックスを焼き付けた瀬戸物）などを使用すると、保険外の自費診療になる。とはいえ、これらの詰めものや被せもの、さし歯を自費で入れる患者は全体の5％しかいないのが現状で、金額にすると診療収入の20％程度という。

そんな中、自費診療として収入的にも大きなウエートを占めるのが、インプラント治療、矯正治療、審美歯科治療などである。

だが、これらの治療では高い技量と手間が要求される。それもあって、最近、保険外の高額な治療代を請求されたとか、治療を途中でやめてしまったといったトラブルが歯科医院では増えているのが現状だ。

◇なぜ日本の歯科医は〝削り〟たがるのか

むし歯の治療は、ほとんどの人が経験していることだろう。

かつては、むし歯治療に行くと、たいてい歯を削られた。あの耳障りな音でガリガリと削り、詰めものをして、とりあえずは治療完了。しかし、しばらくすると詰めものがとれて、前にも増して大きく歯を削り、さらに大きな詰めものをする——むし歯の治療はこうした経過をたどる傾向があった。

それは、日本に29校ある歯科大学・歯学部では「むし歯の原因（カリオロジー）」を学べる環境が限られており、その代わりに、むし歯の削り方や詰め方を中心に教えてきたから。つまり、日本の歯科医は、むし歯を見つけたらすぐに削って詰め物をすることが正しいむし歯治療と教えられてきた経緯があるのだ。

歯の表面のエナメル質に穴（う窩《か》）が開き、象牙質《ぞうげしつ》に達したものを一般に「むし歯」と呼んでいる。通常、ほかの体の部分であれば、傷を負うと、止血後にかさぶたできて外界から遮断され、その下に新たな皮膚組織ができて傷が治っていく。つまり傷を治すには血液が重要な役割をするのだ。

ところが、歯のエナメル質や象牙質には血液が流れていないため、削られた歯は外界に傷口をさらすことになり、むし歯が治ることはなく、さらにひどくなってしまうのだ。

むし歯が歯髄《しずい》にまで進むと、食べ物がしみたり痛みが出るので抜髄《ばつずい》（神経を抜く）しなくてはならない。抜髄した歯は枯れ木と同じで「失活歯《しっかつし》」といい、もろく割れやすい。歯が割れないように修復物（クラウン）で覆うが、それもしばらく経つとグラグラしてきて、結局、抜歯することになる。

むし歯は、歯と歯の隙間や、歯と歯肉の境目、奥歯（臼歯《きゅうし》）が噛み合わさるところの溝などが黒く汚れたように見える。しかし、この黒い溝はたんなる汚れにすぎない場合も多々ある。また、奥歯の溝の部分が黒っぽくなった程度なら、サホライド（フッ化ジアミン銀）を塗って様子を見たほうが、結果的に歯は長持ちしたという症例も少なくない。

極力、歯を削ることなく維持する。削って詰めものをしたり歯には被せものをしないようにする。さらには、進行しても入れ歯にならないようにする。悪い箇所の進行を遅らせ、なるべく天然歯に近い状態で「噛む・話す」といった機能を維持・管理する。これが「予防歯科」という考え方で、欧米では主流の考え方である。

むし歯の治療にも、従来型のすぐに痛みを抑えるために、歯を削って神経を抜いて、詰めて、被せて、という短期的な治療と、なるべく天然歯を維持するために歯の根の治療をして、削る部分を最小限にして、接着剤でコーティングし、むし歯の進行を抑えるという長期的な治療がある。

大きく分けてこの二つの治療法が混在するために、患者は同じむし歯なのにすぐに治る医院と時間がかかる医院があると感じる。歯科医療先進国では、当然天然歯を維持する長期的な診療がスタンダードである。

ところが、日本の医療保険は疾病保険——悪くなったところを治療することに主眼が置かれているため、従来の削ったり詰めたりする治療中心になる医院が多くなるのも仕方がない一面がある。

しかし、質のいい歯科医院では、天然歯を維持する治療と予防を一体として考え、短期的な収益の増加には結びつかないけれど、予防のために再診のリコール（メンテナンス）をきちんと実施している。つまり、車の車検や定期点検と同様に、個々の患者の歯や歯肉の状態に合わせてメンテナンスのサイクルができていて、そういう再診の患者が多い医院はいい歯科医院と考えてよい。

しかし、大方の歯医者は、メンテナンス主体で治療を勧めないと、経営が逼迫《ひっぱく》してしまう。メンテナンスを医院経営の中心として「しばらく様子を見ましょう」などといっていたのでは、経営効率が落ちてしまうのだ。

しかし、先に述べたように、従来の歯学部の教育で教えてきた、いかに歯をうまく削り歯に合った修復物を作るかを主たる治療とする考え方は、ＦＤＩ（国際歯科連盟）でも否定され、今や「歯は極力削らない」というのが世界の常識になっているのである。

◇治療した歯ほどダメになるって本当？

厚生労働省は「健康日本21」の中で「８０２０運動」提唱してきた。一般に、私たちの永久歯は（親知らずを除いて）上下14本ずつ28本の歯がある。この自分の歯を、国民の平均寿命である80歳で20本を残すことを目標とする運動だが、現実には80歳で平均で８本しか歯が残っていない状態である。

しかも、健康意識が高く真面目に歯科医にかかっている人ほど、50歳を過ぎて次々に歯を失い、不自由な食生活や会話を余儀なくされている傾向がある。これは「治療した歯からダメになる」という証拠ともいえる。

「８０２０運動」といった数値目標の成績を調べるには、「ＤＭＦＴ指数」が参考になる。少し専門的になるが簡単に説明すると、ＤＭＦＴは「むし歯経験歯」のことだ。

まず、治療が必要な穴のあいた状態のむし歯がＤ歯（ＤＴ：Decayed tooth）、むし歯が理由で失われた歯がＭ歯（ＭＴ：Missing tooth）、むし歯を治療した歯がＦ歯（ＦＴ：Filled tooth）、このＤＴ、ＭＴ、ＦＴを足して、むし歯（ＤＭＦ）経験歯数として表現する。

◆年齢別 DMFT 指数

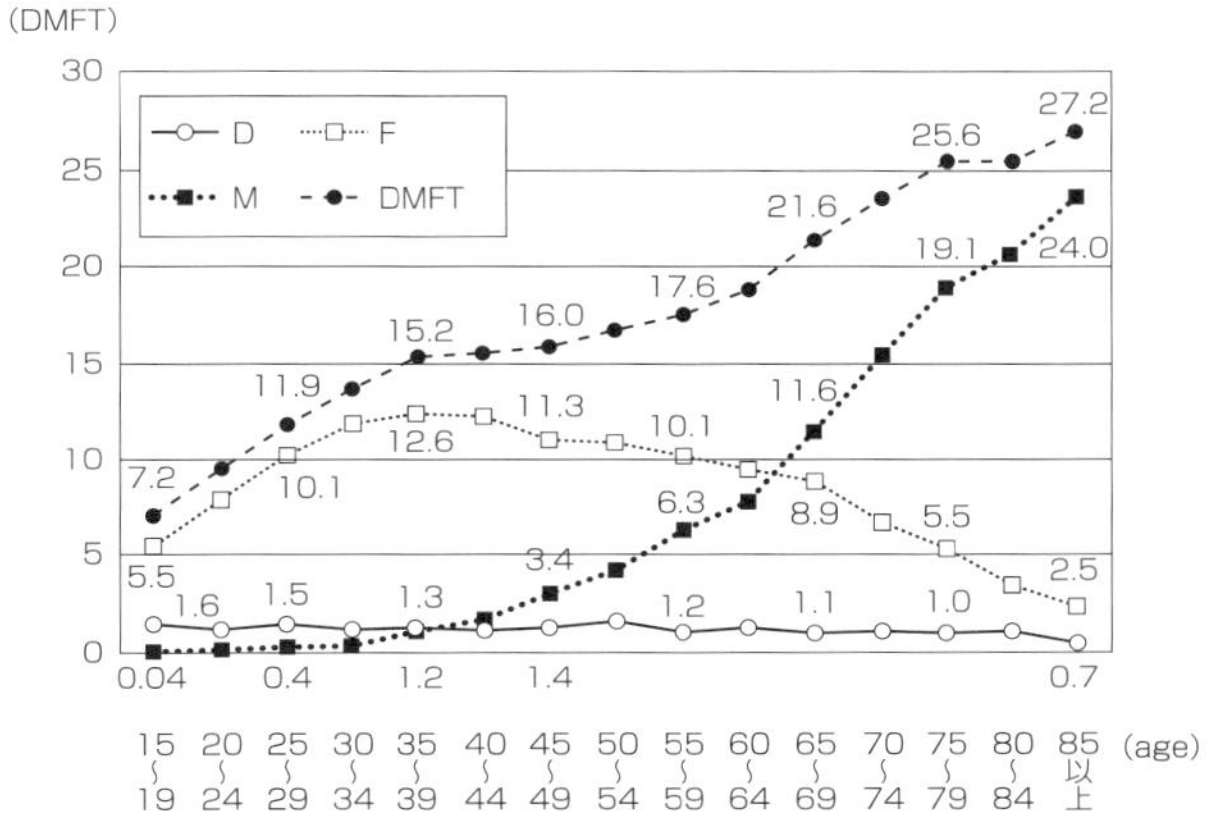

歯科疾患実態調査，1999

たとえば、まったく歯がない総入れ歯の人は、歯がないのだからむし歯もないことになるが、DMF経験歯数からは、むし歯にかかったという経験歯数が履歴として残るのだ。

D歯を各年代で見ていくと、それほど増減なく推移しているのに、30代の半ばまではF歯がどんどん増え、このF歯が減り始めるとM歯が増えている。

つまり、むし歯を最初に治療して詰めものをしたことがきっかけとなり、次々に治療のやり直しを繰り返しながら結局は抜歯しているということがわかる。

もちろん、歯周病が原因で歯が抜ける場合もあるが、上の表のM歯はあくまで「むし歯が理由で失われた歯」を表している。DMF

Tの総数は85歳で27・2と、当然のことながら28本に限りなく近い数値だが、M歯は85歳で24本も失われているのだ。

実際、歯を失った人の9割は、むし歯と歯周病が原因だが、むし歯と歯周病をちゃんと「予防」しさえすればDMFT指数はもっといい数値で推移するはずである。

こうした「むし歯経験歯数」のデータを踏まえ、画一的に削って詰めるのではなく、初診のときに歯周病などの基本検査を必ずしてくれ、その後個々の患者の歯と歯肉の状態に応じて、口の中のメンテナンスをしっかりしてくれるところが、いい歯科医院ということになる。

◇いつまでも自分の歯を残したいなら内科的歯科医院へ

いい歯科医院には、いくつかの条件がある。まず、歯科衛生士が常勤している医院であること。むろん、歯科医が衛生士の仕事を兼ねることはできるが、歯科衛生士を雇用する診療体制がある医院ということが大事なのだ。

なかには、歯科衛生士なのか歯科助手（＝事務職）なのか区別しづらい医院もあるが、資格を持った医療スタッフとその他のスタッフとは、きちんと分けて患者に明示しなければいけない。このような医療機関としての基本項目をきちんと患者に伝える仕組みは、患者が医院の質を知る際の一つの基準となる。医療資格を持たない歯科助手は口腔内に指を入れることも、もちろん治療をすることもできない。

一般的には歯科衛生士の仕事は、ブラッシングの指導から初診の際の基本検査などだが、なかでも基本検査は、問診に始まって口腔内《こうくうない》状態を把握することや歯周病検査など多岐にわたる（理想の基本検査とその手順については162ページのコラムを参照）。

さらに理想的には、医科全般で行われる検査の血液検査や血圧の測定と同様に、患者の唾液を検査したり、食生活の指導、禁煙指導、そして個々の患者の定期管理にまで及ぶ。

それは、歯の二大疾患である「むし歯」と「歯周病」の原因にさかのぼり、病気が発生しないようにしようという姿勢の表れといえる。

これまでの歯科医療は、発生してしまったむし歯の痛みの除去と、それに関連する治療や詰めものや被せもの、入れ歯などの処置が中心だった。それは眼科医療にたとえてみるとわかりやすい。視力が低下した人に対して適切な眼鏡を作ることは、眼科医の仕事でなく眼鏡店の仕事である。

同じように、入れ歯を作ることは、むし歯や歯周病の後始末的な仕事であって、本来は入れ歯にならないようにすること、むし歯や歯周病の進行を止めたり、原因を取り除く治療が歯科医の仕事であろう。

ところで、むし歯や歯周炎などの原因が細菌による感染であることがわかった現在、歯科医療も、糖尿病など生活習慣病と同じように内科的にとらえる必要が出てきた。たとえば、むし歯が原因で腫れたと思っていた疾患が歯髄炎《しずいえん》になり、さらに口腔内の広い範囲に化膿炎症を起こすということはよくある。

そうなると、患者は歯の病気にもかかわらず、外科や耳鼻咽喉科などを受診する。しかし、こうなる前に歯科で処置することができたはずである。

こうした疾患でも感染の前段階で処置していれば、患者は辛い思いをしなくてすんだはずである。これに対応できるのが内科的歯科医院で、それには予防歯科を抜きには考えられない。

歯石を除去したり歯周病をチェックしたりすることも予防歯科だ。これまで歯科医院では、予防的処置すなわちメンテナンスについては3カ月ごとに1度とか、半年に1度で行ってきた。これは2カ月以上の間を置けば、その都度、再初診扱いにできて、保険適用できるからだ。

これまでの歯科では、病気が悪くなった後始末である入れ歯の処置などを治療と呼んできた。つまり悪くなって手の施しようがなくなったために、人工的なもので機能を回復することを治療と呼んできたのである。

そのためか歯科では、病気を治したり進行を止めたりすることを治療という認識がなく、予防と呼んできた。

内科的歯科医院とは、悪くなったところの後始末に終始するのではなく、歯周病の症状の改善や悪くならないように維持管理すること（歯科でいう予防、一般医科でいう治療）を中心とした診療体制の歯科医院のことである。

そんな内科的歯科医院の見つけ方は、歯科衛生士が常勤して患者の定期検査を実施していること、むし歯になる原因を減らす食事指導と歯周病進行を抑制するための禁煙指導ができること、初診時に唾液検査を実施していること、レントゲン以外の歯の写真を撮ることなどが挙げられる。

コラム

「いい歯科医」は初診でわかる？　基本検査の手順

私たちが安心してかかれる「いい歯医者」とは、歯科衛生士が主体となり、診療体系に「基本検査」と「メンテナンス」がきちんと組み込まれている医院である。

「基本検査」の主な目的は、患者が歯科医院にかかるきっかけとなった疾患、たとえばカリエス（むし歯）がどの程度進行しているかを調べることと、歯周病をチェックすることにある。

初診では以下の手順で基本検査を受けるが、そのために診療にやや時間がかかる。

① まず、問診票に記入する

② 問診票を確認しながら医師が問診を行う

③ 歯周基本検査（歯を失う大きな原因となる歯周病の検査を行う）

④ 口腔内写真撮影（診察前に口腔内の状況を視覚的に確認しておく）

⑤ X線撮影（的確な診断をするためにレントゲン写真を撮影する）
⑥ サリバテスト（むし歯や歯周病のリスクを把握するための唾液検査。自費で5000円程度）
⑦ 応急処置（治療の必要な歯を処置する）
⑧ 担当の歯科衛生士によるブラッシング等のケア
⑨ 診療体系の説明

このほか、顕微鏡によるプラーク（歯垢《しこう》）の確認やカリエス（むし歯）と歯周病成因の説明、歯石除去、歯のクリーニングなどを行う。

むし歯——削って、詰めるはもはや時代遅れ?

ほとんどの歯科医が大学で教えられたままに、修復物に合わせて歯を削り、その削ってできた穴（窩洞《かどう》）にセメント（グラスアイノマー）〈小さな処置約250円、大きな処置約300円、治療回数1回〉、金属（パラジューム合金）〈処置の大きさ臼歯部部位により約520〜700円、治療回数2回〉やレジン（合成樹脂）〈小さな処置約340円、大きな処置約470円、治療回数1回〉などの修復物をしっかり詰める——これがむし歯の正しい治療法で、これがきちんとできて一人前の歯医者だと教育されてきた。

これは先にも述べたように日本の歯学教育では、カリオロジーというむし歯の原因を知る研究が確立されていなかったからである。

歯の削り方も、歯の表面から奥へ行くにしたがって広く削る。大学では「むし歯の部分は鳩の尻形に削る。テーパー（削る角度）は6度」と教えられる。断面図を想像していただくとわかりやすいが、台形とかクサビ形になるように穴を開ける。こういう形に削ることで詰め物が抜け落ちにくいからだ。

このような処置は、むし歯の原因が細菌感染とはっきりした現在では、病気の後処置的治療の感はまぬかれない。

それでも、多くの歯科医師が、むし歯治療というと削って詰めてとなってしまうのは、先にも述べたように、現行の健康保険制度では、むし歯にならないようにする治療（予防）は、歯科医院の保険請求額が非常に低く制限されているからである。

いくら歯科医学が進歩しても、実際の歯科医院での治療がともなわないのは、保険制度のバランスの悪さからといえる。

これではむし歯にならないようにする予防処置や衛生教育を実践するといった、本来の治療を行う歯科医院がなかなか増えないのも致し方ない。医療技術というよりは職人的技術に近い、むし歯の修理に徹していたほうが、効率的な歯科医院経営ができるのが現行の保険制度なのである。

このような歯学教育の後進性と健康保険制度のゆがみによって、多くの患者の歯は削られすぎる状況にあったし、現在もその状況の根本改善には至っていないのが実情。

そして一度削られた歯は、早ければ6、7年で抜歯という運命をたどることにもなりかねないのだ。

私たちの口の中には、健康状態にもよるが、唾液1ccあたり約1億もの菌（常在菌）が棲みついている。菌が常在しているということは、腸の中のビフィズス菌などのように生体に必要な菌もあるが、悪玉菌もいる。その一つが、むし歯を作るとされるミュータンス菌である。

このミュータンス菌は、食物の中の糖類を分解し、その糖質が歯の表面に食べカスや細菌類がつきやすくしてしまう。このミュータンス菌がつきにくい口内の環境にする予防的治療が、削って詰めての治療をも効果的なものにするのだ。

削って詰めるという職人的歯科治療が無用な技術というわけではない。職人的歯科治療と予防的治療を一体として歯科治療として捉える視点と体制が整っているところが、患者本位の歯科医院といえるだろう。

人工エナメル質が、むし歯治療を変える

日本の医療保険制度が出来高制に基づいている限り、歯科においても過剰診療はなくな

らないだろう。

だから、歯科医院へ行って「しばらく様子を見ましょう」などという歯科医にはめったにお目にかかれない。

実際、歯を削れば削るほど、保険収入は多くなる。しかも、混合診療が許される歯科では、保険診療よりも、治療費を歯科医が自由に設定できる自費診療を勧める傾向は否めない。

不必要な治療は行わず、健康保険の範囲内で診療してくれる歯科医がいないわけではないが、多くの歯科医が混合診療をうまく使い分けているのが現状だ。

少子化で患者が少なくなったとはいえ、新しい患者を掘り起こすシステムはまだ残っている。その一つが、毎年行われる学校検診だ。

ところがこの学校検診で、かえって、むし歯を発症するという報告もある。探針と呼ばれる針のように先が鋭く尖った器具で、むし歯の有無を探る際に、歯のエナメル質を傷つけ、それが原因でむし歯が発症するというのだ。最近ではＷＨＯ（世界保健機関）が指定した、先端の丸くなった器具を使用することが多くなった。それでも、歯にちょっと黒いスジでもあると、むし歯として処置されてしまう。

最近では、初期のむし歯は、歯垢を定期的に除去する（プラーク・コントロール）ことによって治癒する可能性があることから、たとえ、奥歯の溝が黒っぽく変色していても、いきなり削らずに一定期間管理して観察する「カリエス・オブザベーション」（観察中のむし歯）という考え方が出てきた。

この「経過観察」とあわせて、成長期の子どもの歯を守る「シーラント処置」という予防処置もある。

シーラント処置（乳歯の初期と生えたばかりの永久歯のむし歯の処置として1本約500円）とは、奥歯の咬合面《こうごうめん》にある溝はむし歯ができやすいことから、むし歯になる前に接着性レジン（樹脂）でその部分をふさいで、むし歯の予防を行うというもの。

この接着性レジンは隙間や溝を埋めるという効果だけでなく、歯のエナメル質に広く浸透して、酸性に強い「樹脂含浸《じゅしがんしん》エナメル質（人工エナメル質）」に変化し、むし歯の進行を防止してくれる。

むし歯はエナメル質を超え、象牙質まで進行した場合、治癒することはないが、人工エナメル質で象牙質の表層を保護すると、むし歯の再発症を予防することができる。

最近では、歯を削らずにむし歯の処置が可能になるなど、人工エナメル質がむし歯治療を大きく変えた。つまり、むし歯を初期段階で処置し、できるだけ歯は削らないミニマル・インターベンション（MI：Minimal Intervention）という考え方が広まりつつあるのだ。

特に子供の場合、学校の歯科検診で「むし歯」の診断をされても、子供が痛みを訴えていない限り、また、よほどのむし歯でもない限り、まずは「進行止めの薬」を塗ってもらって経過を見たほうがいい。

詰めものをするにしても、金属は極力避けるべきである。わが子かわいさから、高価な白金加金など間違っても入れてはいけない。子供の歯は十分な硬さがないため、詰めものが脱落するのは仕方がないのである。それより、硬い詰めものが他の歯を傷つけるなど、重大な障害を引き起こすことのほうが問題だ。

▼むし歯の相場→初期のものは削らずに観察するのが良心的な歯科医。

入れ歯——保険が利く入れ歯、自由診療(自費)による入れ歯の違いは?

一般に「入れ歯(義歯)」と呼ばれるのは「部分入れ歯」や「総入れ歯」など、取り外しのできるものをいう。「さし歯」や歯に被せる「クラウン」、「ブリッジ」や「インプラント」などの固定タイプも、広い意味では入れ歯の仲間である。

正確な統計はないが、日本全国で1年間に作られる入れ歯は、部分入れ歯と総入れ歯だけで約1000万床といわれている。亡くなった父の大切にしていた箱を開けたところ、中から10数個の入れ歯が出てきたという話を聞いたことがある。なぜこんなにも大量の入れ歯があるかというと、それは一度作った入れ歯が合わなかったり、アゴの骨が痩せていって何度も入れ歯を作り直したりするからだ。

入れ歯を実際に作っているのは歯科医ではなく歯科技工士である場合が多い。歯科医院内に専属の技工士がいて、歯科医師が入れ歯の構造設計をして、それを技工士が製作するのが理想だが、そういうところは数少ない。

たいていの歯科医院は「ラボ」と呼ばれる専門の歯科技工所に、驚くほど安い金額で外注している。それも最近では、中国の大連《だいれん》などの沿海地域で日本人の健康保険適用の入れ歯が作られているという。

しかし、中国を主とする入れ歯などの海外技工物は、一人ひとりの患者に合わせた微妙な調整などは難しいといわざるを得ない。

こうなった原因は、保険適用の入れ歯では、手間の割には技工料があまりにも安いため、日本の技工士が作らなくなったからだ。

価格をわかりやすく総入れ歯で比較すると、保険が適用されるプラスチック素材（レジン床）で総入れ歯を作ると、上下どちらか片方の値段は約1万円。自費診療だと、部分的にコバルト・クロムや白金加金（金に白金を混ぜて強度を増強したもの）などの金属が使われている一般的な金属床の入れ歯で20～50万円くらいである。部分入れ歯だと、保険適用で1万2000円程度、自費の場合は10～20万円程度。

なぜ、自費診療の入れ歯がこのような大きな価格差があるかというと、入れ歯製作は歯科医師（と歯科技工士）の経験と技術によるところが大きいからである。

総入れ歯の場合は、いかに動きにくくよく噛める総入れ歯を設計するか。アゴの粘膜と残った歯で維持する部分入れ歯の場合は、残った健康な歯にいかに負担をかけないようにするか。そこに歯科医師の技術力の差が表れる。この設計と製作技術の違いが、自費の入れ歯の価格差といえる。

また、歯科医師の中には、自費と保険の入れ歯の違いを、使用する材料による、見た目や快適性の違いと説明する歯科医師がいるが、それは、現在では必ずしも当てはまらない。

かつての保険適用のプラスチック素材の入れ歯は、材質的に弱いために、強度の関係からある程度の幅と厚みが必要だった。そのせいで食べたものの味や食感が伝わりにくく、装着感もよくないと評判が悪かった。その一方で、自由診療で作る強度のある金属床は、粘膜に接する部分が薄く仕上がるために異物感がなく、味や食感が伝わりやすいといわれていた。

しかし近年、硬質のレジンが開発され、保険で作った入れ歯も、金属床の入れ歯に比べてさほどの遜色《そんしょく》は感じられなくなった。さらに、金属床義歯は値段が高く、修理も難しいので、まず保険の入れ歯を使ってみて、それで納得がいかない場合や、より装着感がよいものにしたいという場合にはじめて、自由診療の入れ歯に切り替えるのでもいい。

金属床義歯は、強度があるので割れたり変形したりすることはほとんどないが、入れ歯をつけている患者のアゴの骨の自体が加齢にともない痩せてくるため、適合しなくなり、いずれ作り直さなくてはならなくなる。そのため、高額な金属床義歯なら半永久的に使えるというものでもないことも覚えておきたい。

いずれにせよ、保険であっても自費であっても、患者が満足する入れ歯を作れる歯科医師はごく限られている。それは入れ歯の製作に関して確立した手技手法が少なく、歯科医師個々の経験から得た勘所によるところが大きいからだ。つまり入れ歯作りは、伝承によって支えられてきた職人技なのだ。

そのため、満足する入れ歯を提供できる歯科医院を探すのは簡単ではないが、痛い入れ歯を「しばらくすれば慣れますよ」などといわない歯科医であること。よい入れ歯は最初から痛くなく、ぴったりとフィットする。歯の型取りとセットのときに歯科技工士が立ち会い患者の口の中を観察すること。そして当然、入れ歯安定剤を患者に使わせないことなどが目安になるが、現行の入れ歯の保険点数では、このようなことを歯科医に求めるのは現実的でないため、入れ歯の名医がいる医院は自費診療が中心になる。

▼入れ歯の相場

→よい入れ歯は、「しばらくすれば慣れる」ものではなく、最初からフィットするもの。

審美歯科——歯を白くするのでも、いまやこんなにいろいろな方法が

歯科が医科と大きく異なるところは、治療に審美性が求められることだろう。医科は、患者の悪いところを治して機能を取り戻せば事足りる。かつては歯科治療でもそうだったが、近年、たんに悪いところを治す治療から、見た目を自然に、さらには不具合がなくても美容整形同様、見た目をよりきれいにする治療へと変わってきた。むし歯を治療するついでに、きれいに見える被せものにしたり、歯を白くするなど、審美歯科の需要が伸びているのだ。

審美歯科の急速な進展は、性能の高い修復材料と新しい接着剤の開発に負うところが大きい。歯を削ったあとに、適切な色と形の義歯をすっぽりと被せて接着する方法もある。これだと、歯の形だけでなく、歯並びまで改善することが可能になった。また、最近では、まったく歯を削らないでマニキュアを塗るように、歯の表面に皮膜《ひまく》を塗布《とふ》するコーティング材（1歯約1000円）も登場してきた。

むし歯を削ったあとには、レジン（合成樹脂）やポーセレン（セラミックス）など、歯と同じ色の素材で作ったインレー（詰めもの）を詰める。以前、保険の詰めものはパラジューム合金（金12％を含んだ銀とパラジュームを主とした歯科用合金）が主で、歯科医院によってはシルバーを使っていたが、現在では噛む力が加わる臼歯部はパラジューム、前歯部は天然歯に近い色で保険適用のレジン・インレーを使う歯科医院が大半である。

さらに、自然な感じや美しさを求めるに場合は、ポーセレンという特殊なセラミックス（陶材）を使い、歯の先は透明感を出し歯肉に近づく根のほうはアイボリー色で患者の歯の色に合わせた仕上がりにすることができる。このポーセレンは色、ツヤともに天然歯に近く自然な仕上がりが期待できるが、自費診療になる。

メタルボンド・ポーセレン（1歯8〜13万円程度）は、メタル（金属）にポーセレンを焼き付けたもので、前歯の差し歯にも臼歯の被せものにも使う。

メタルボンド・ポーセレンよりさらに天然歯に近い色や透明感を望む場合や、金属アレルギーがある場合は、差し歯の中心部に金属を使用しないオールセラミックス（1歯10〜17万円程度）があるが、当然自費診療になる。

前歯部にしか使用できないがセラミックスを使ったほかの方法として、もともとの歯が変色していたり、すきっ歯の歯並びを改善したりする場合、ラミネートベニア（1歯6～8万円程度）がある。これは歯の表面をごくわずかに削り、薄く焼いたセラミックスを付け爪のように歯につける方法である。歯の削る量が少なく、治療回数も少なくてすむが、耐久性ともともとの歯の形状によっては使用できないデメリットがある。

歯を白くする方法にはトゥース・クリーニングとホワイトニングがある。歯の汚れは、毎日のブラッシングだけではとれない。歯石が付いたり、コーヒーや茶渋、たばこのヤニなどが歯に沈着すると歯が黒ずんでくる。それをきれいにするのがトゥース・クリーニング（6000～1万2000円程度）である。

まず、歯石を除去し、次に特殊な研磨剤を使って歯科用のハンドエンジンで歯をきれいに磨き、最後にフッ素を塗布する。たばこのヤニだけをとりたい場合は、歯科用小型噴霧器を使って歯の表面に付着した汚れを重炭酸ナトリウムで吹き飛ばす方法（3000～5000円程度）もある。

トゥース・クリーニングは汚れや着色をとることを目的としているが、ホワイトニングは薬剤を使って変色した歯を漂白する治療である。ホワイトニングにはオフィスホワイトニングとホームホワイトニングがある。オフィスホワイトニングは、歯科医院で歯にジェル（ホワイトニング剤）を塗り、特殊な光線を当てて活性化させ歯を白くする方法。短時間で歯を白くすることができるが、後戻りして元の歯の色に戻ることも。

ホームホワイトニングには歯科医院で自分の歯形に合ったマウスピースのようなトレーを作製してもらい、そこにホワイトニング剤を入れ、トレーを口の中で噛む方法。睡眠中など長時間施すと効果的な方法だ。

オフィスホワイトニングの費用は左右の犬歯から犬歯12本で2万5000円程度、とホームホワイトニングはトレー作製費と薬剤で2万5000円程度。どちらのホワイトニングの場合でも、むし歯や重い歯周病、多量な歯石が付いている場合はホワイトニングを受けられない場合もあるので注意が必要だ。

白い歯の治療は保険診療ではできないと思っている人が多いが、レジン（合成樹脂）を使った治療の多くが保険でカバーされている。しかし、噛み合わせや部位によってレジンでは適切でないため使用できないケースもある。

▼審美歯科の相場→ホワイトニング剤を塗る歯のホワイトニングは、上下12本で2万5000円程度。

インプラント——著しい進歩の一方で、トラブルも……

むし歯や歯周病などによって歯が失われた場合、一般的には義歯（入れ歯）や加工義歯（ブリッジ）が使われてきたが、最近では、インプラント治療がすっかり定着してきた。

もともとインプラントは、事故や病気で損傷を受けた皮膚や臓器、骨などを移植したり人工的なもので代用した、いわばリハビリテーション医学から生まれたもの。人工歯根もその一つで新しい技術というわけではない。

むろん、近年のさまざまな研究によって歯科におけるインプラントは素材、技術ともに、その進歩には目を見張るものがある。

インプラントとは、チタンなどの金属を歯根にして歯槽骨《しそうこつ》に埋め込み、その上に、セラミックスの義歯をかぶせて、もともとあった歯と同様にものが噛めるようにする治療法である。

インプラントの埋め込み方法やその表面素材などは多種多様で、現在、世界中で120

種類以上、日本でも約50種類以上のシステムがあるという。

最近のインプラントには、生体親和性の高いチタンが使われているものの、自分の生体に異物を埋め込むわけで、生体の拒絶反応やチタンに対する金属アレルギーを起こす人もいる。

問題はほかにもある。まず、人工歯根を歯槽骨に埋め込むため、歯槽膿漏《しそうのうろう》で歯槽骨が破壊もしくは脆くなっている人には、せっかく高価なインプラントを埋め込んでも長持ちしない。当然、歯槽骨だけでなくアゴの骨などが脆くなっている高齢者や、糖尿病などのように免疫力の低下をもたらす疾患を持っている人なども、インプラントの成功率はかなり低くなる。

これまでは、歯茎《はぐき》を切開してインプラントを埋め込んでいたが、最近では、インプラントを埋入するアゴのCT画像をインプラントメーカーの本国に送れば、コンピュータ上での綿密なシミュレーションに基づいた埋入する際のガイドプレートを送ってくる。それに基づいた、歯肉を切開しないインプラント埋入は、手術時間が約1時間程度に短縮され、痛みや出血、腫れもほとんどなく、患者の負担もかなり軽減されるようになった。

ただ、インプラントを埋入すると一生安泰だと思っている人も多いが、一般的には身体的に条件のいい健康な人で、かつ、術後のメンテナンスをきちんとしている人であっても、寿命は10～15年くらいと思っていたほうが無難。そのためインプラントの保証期間として多くの歯科医院で使っている「10イヤーズ（years）インプラント」という言葉もあるように、耐用年数は10年が標準的といえる。

インプラントは今のところ、保険の適用外である。病態によって一部の大学病院では保険適用のケースもあるが、一般の歯科医院では自由診療になる。

その費用は医院によって異なるが、1本20万円から、高く取る医院で1本70万円くらいだろう。これはアゴの骨の状態などを調べるCT、麻酔科医の費用、インプラント体にかぶせる歯冠の費用などが含まれているかどうか、医院によって表示がまちまちなので、しっかり説明を受ける必要がある。なかには1本10万円程度にダンピングしている歯科医院もあるが、平均的な価格は、1本40万円程度が相場であろう。

自費の入れ歯だと総入れ歯で50万円程度だが、インプラントは1本で40万円という金額を取れるため、適応症例でない場合もインプラント治療を勧める歯科医師がいるが、場合によっては内科医と相談してみることも、安心してインプラント治療を受けるためには必要な条件ともいえる。

インプラントは診査と治療計画の適切さがまず第一条件で、次に施術に対して適切な施設が整っているかどうかが第二条件、そして絶対条件としてインプラントの術後のケアと歯周病のチェックなど、メンテナンスが欠かせない。

インプラントにはさまざまなメリットがあるが、問題はインプラントに不具合が生じた場合である。新たに入れ歯を作るとしたら、インプラントを抜かなくてはならず、歯科としてはかなり大がかりな手術をしなくてはならない。

前述したように、インプラントの埋入自体はそれほど難しくはないが、それでも、設備の整った歯科医院で技術を完全に習熟して、アフターケアの万全な歯科医院を選ぶことが、費用の多寡《たか》よりも大切なことである（コラム参照）。

▼インプラントの相場

↓1本40万円程度が相場。安さを売りにしている歯科医院には要注意。

コラム　信頼おけるインプラント治療をしてくれる歯科医の選び方

インプラント治療は、立派な外科手術である。本文でも書いたが、その処置費用も高額なら、歯科医療の中でも訴訟が最も多い。

そこで、インプラント治療を受ける場合の、いい歯医者選びのポイントを以下に挙げる。

①　医院内に手術室がある
②　ＣＴによる診断をしている
③　骨密度、血液検査、糖尿病、血圧の検査を行う
④　手術前に歯周病の検査と治療をしている
⑤　麻酔医と連携して手術する
⑥　手術後の保証とケアがしっかりしている

大学病院などを除くと、手術室を持っている、静脈麻酔ができる、またはＣＴ画像診断をしている歯科医院は全国で数％しかない。血液検査や骨密度の検査はインプラント治療には不可欠である。

治療後は歯周病をコントロールして現存する歯を守るために、予防歯科を実践している歯科医院を選ぶことも大切である。

歯列矯正――子供だけでなく、成人も増えている

歯科医療は転換期を迎えている。悪いところを治す治療から、悪い（と思っている）ところを「きれいに治す」治療へと変わってきた。歯並びの悪いことが本人にとって大きな悩みであれば、それを治すのも歯医者の仕事というわけで、今では「歯列矯正」が歯科医院の収入の重要な部分を占めているのだ。

その矯正法は、乱れて並んでいる歯に金属やプラスチックの小さなフック（ブラケット）を接着し、これにワイヤーをつないで締め上げながら、歯並びをきれいにしていくというもの。

歯列矯正は14歳ぐらいまでに行うのが理想。通常、第1期と第2期に分けて行う。第1期の治療は6～8歳くらいで、この時期の治療に要する期間は6カ月から長くて1年。第2期は9歳前後の時期で、治療期間は1年半から2年を必要とする。つまり最低でも24カ月、2年はかかることになり、子供にとっては、かなりのストレスになる。親のストレス

としては、費用が高額なわりに、その結果が期待したほどでもなかったときで、矯正歯科ではかなりクレームが多いのも事実だ。

現在では成人でも多くの人が矯正をしているようで、首都圏の矯正患者の約45%が成人というデータもある。

成人矯正の場合は多くが審美的な理由で行う場合が多い。以前は、矯正装置というと金属の金具が見苦しい感じもあったが、近年では歯の裏側に矯正の装置をつける舌側矯正や透明のフックで目立たない矯正装置が一般的になってきたことも成人の矯正が多くなった理由の一つであろう。

また、現在ではワイヤーやフックを使用しないで、マウスピースのような着脱自由なプレートで矯正する方法(約8000ドル)もアメリカから入ってきている。

現代人は軟らかいものを食してきたために、だんだんアゴが細くなってきた。歯列の乱れの原因は、その小さなアゴに上下28本の歯が収まりきれなくなったことにある。そこで、いちばん手前の小臼歯を上下左右1本ずつの計4本抜き、乱れた歯列をそろえるというやり方もある。

子供であれ成人であれ、歯列矯正では、治療を開始する前にきちんとした検査を行うことが大事だ。石膏《せっこう》模型をとることや口腔内写真、顔面写真を撮影することは当然のことで、歯のX線写真、それとCT、場合によってはMRI（磁気共鳴写真）などによる診断分析が必要だ。

しかし、実際にはCTやMRIを設備している医院は歯科医院全体の1％にも満たないため、これらの設備のある大学病院やCTセンターと提携している歯科医院を選ぶことが大切である。

診断費用は、医院よってまちまちだが5～10万円程度。相談だけなら数千円で受け付けてくれて、歯の表側からの歯列矯正器具を使った場合、その装着費用等も含めて合計で60～70万円、先に紹介した歯の裏側からの矯正（舌側矯正）の場合は100～130万円程度といったところだ。

成人の歯列矯正では、これまでの確立した咀嚼《そしゃく》パターンが変わることから、肩凝りや頭痛がひどくなったりと、体にいろいろな障害が出現する場合もある。また、歯周病のある人や、アゴの骨の弱っている人に歯列矯正はお勧めできない。

▼歯列矯正の相場→一般的な矯正器具を使った場合、総費用60～70万円。

歯周病――35歳以上の約80％がかかっている

歯を喪失する原因ははむし歯とそれによって起きる歯根の病気が約60％、残りの約40％が歯周病である。

歯と歯肉の間に歯垢がたまり、炎症を起こしている状態は歯肉炎と呼ばれ、歯茎などが腫れる。歯肉炎が進行すると雑菌が繁殖し、膿がたまり、歯を支えている組織全体が崩れてしまうまで進行すると歯周病となる。歯周病の末期には、歯を支える周囲の組織（歯肉や歯根膜《しこんまく》）や歯槽骨が溶けて、強い口臭をともなって歯がぐらつくようになり、壊れた組織が歯を支えきれなくなって、ついには歯が抜け落ちてしまう。

歯科学会では、歯槽膿漏という病名を避けて「歯周病」もしくは「歯周疾患」と呼んでいるが、症状、疾患ともにまったく同じである。この病名をソフトイメージにしたことは逆効果で、歯周病は歯槽膿漏より症状が軽いと誤解している人が少なくない。

国民の間に歯槽膿漏が蔓延し始めたのは１９８０年代後半からで、日本歯科医師会の調べによると、今では35歳以上の約80％の人が歯周病にかかっており、もはや立派な国民病である。

歯周病は慢性の細菌感染。この細菌は歯と歯肉の間（歯周ポケット）に、自分の身を守る一見頑固な汚れのような巣（バイオフィルム）を作り増殖するのだ。

歯周病の悪化原因は、遺伝的要素と生活環境要素があると考えられ、最近では喫煙が歯周病の悪化に深く関係していることは間違いのない事実とされている。しかし、歯周病の発症は、糖尿病などほかの病気が関連しているともいわれ、確実なことはいまだにわかっていない。

さて、歯周病の治療法だが、暫定的（とりあえず）治療と計画的治療とに大きく分けることができる。それによって通院回数と費用も変わってくる。

暫定的治療は、1．検査・X線写真　2．歯茎の下の汚れの除去　3．歯茎の下の汚れの除去と歯ブラシ指導の繰り返しで、通院回数8回程度（2～3カ月）、治療費約2万7000円。

計画的治療は、上記治療に歯科衛生による衛生指導、精密な検査、治療計画、治療過程での改善検査と未改善部分の歯茎の下の掃除などが加わり、通院回数は10回以上（3カ月程度)、治療費約5万円程度が必要となる。

中程度の歯周病なら、歯周病を進行させる細菌が増殖する口の中の環境を変えていく歯科医院と患者のセルフコントロールによる治療方法でいいが、歯周病が進行してまったら、歯肉を切開して歯の根についた歯石やプラークを取り除く外科的処置が必要になってくる。さらに歯の周りの組織が破壊され歯を支える骨が痩せてしまった歯周病は、GTR法(人口皮膜を使った再生療法)やエムドゲイン(歯周組織再生誘導材料)を使った組織の再生療法が必要になってくる。

いずれも自費治療になり医院によって違いがあるが、10~20万円程度が必要になる。また、このような最新の治療をしたからといって失った歯周組織が再生するとは限らない。

▼歯周病の相場→▼きっちり直して歯を長持ちさせるなら、通院10回、5万円程度が必要。

青春新書
INTELLIGENCE

こころ涌き立つ「知」の冒険

いまを生きる

〝青春新書〟は昭和三一年に――若い日に常にあなたの心の友として、その糧となり実になる多様な知恵が、生きる指標として勇気と力になり、すぐに役立つ――をモットーに創刊された。

そして昭和三八年、新しい時代の気運の中で、新書〝プレイブックス〟にその役目のバトンを渡した。「人生を自由自在に活動《プレイ》する」のキャッチコピーのもと――すべてのうっ積を吹きとばし、自由闊達な活動力を培養し、勇気と自信を生み出す最も楽しいシリーズ――となった。

いまや、私たちはバブル経済崩壊後の混沌とした価値観のただ中にいる。その価値観は常に未曾有の変貌を見せ、社会は少子高齢化し、地球規模の環境問題等は解決の兆しを見せない。私たちはあらゆる不安と懐疑に対峙している。

本シリーズ〝青春新書インテリジェンス〟はまさに、この時代の欲求によってプレイブックスから分化・刊行された。それは即ち、「心の中に自らの青春の輝きを失わない旺盛な知力、活力への欲求」に他ならない。応えるべきキャッチコピーは「こころ涌き立つ〝知〟の冒険」である。

予測のつかない時代にあって、一人ひとりの足元を照らし出すシリーズでありたいと願う。青春出版社は本年創業五〇周年を迎えた。これはひとえに長年に亘る多くの読者の熱いご支持の賜物である。社員一同深く感謝し、より一層世の中に希望と勇気の明るい光を放つ書籍を出版すべく、鋭意志すものである。

平成一七年　　刊行者　小澤源太郎

読者のみなさんへ

この本をお読みになって、特に感銘をもたれたところや、ご不満のあるところなど、忌憚のないご意見を当編集部あてにお送りください。

また、わたくしどもでは、みなさんの斬新なアイディアをお聞きしたいと思っています。

「私のアイディア」を生かしたいとお思いの方は、どしどしお寄せください。これからの企画にできるだけ反映させていきたいと考えています。

採用の分には、記念品を贈呈させていただきます。

なお、お寄せいただいた個人情報は編集企画のためにのみ利用させていただきます。

青春出版社　編集部

医者《いしゃ》が秘密《ひみつ》にしておきたい
病気《びょうき》の相場《そうば》

青春新書
INTELLIGENCE

2008年10月15日　第1刷

著　者　富家《ふけ》　孝《たかし》
伊藤日出男《いとうひでお》
発行者　小澤源太郎

責任編集　株式会社プライム涌光
電話　編集部　03(3203)2850

発行所　東京都新宿区若松町12番1号 〒162-0056　株式会社青春出版社
電話　営業部　03(3207)1916　振替番号　00190-7-98602

印刷・錦明印刷　製本・誠幸堂

ISBN978-4-413-04216-1